U0249552

未讀
A
DR | 探索家

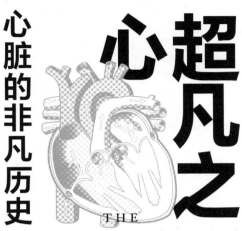

超凡之心

心脏的非凡历史

THE
CURIOUS HISTORY
OF THE
HEART

A Cultural and Scientific Journey

[美] 文森特·M.菲格雷多 著

武忠明 译

Vincent M. Figueredo

贵州出版集团
贵州人民出版社

图书在版编目（CIP）数据

超凡之心：心脏的非凡历史 /（美）文森特·M. 菲格雷多著；武忠明译. -- 贵阳：贵州人民出版社，2023.10

书名原文：The curious history of the heart：A cultural and scientific journey

ISBN 978-7-221-17874-9

I. ①超… II. ①文… ②武… III. ①心脏—普及读物 IV. ①R322.1-49

中国国家版本馆 CIP 数据核字（2023）第 165883 号

THE CURIOUS HISTORY OF THE HEART: A Cultural and Scientific Journey

by Vincent M. Figueredo

超凡之心：心脏的非凡历史
CHAOFANZHIXIN: XINZANG DE FEIFAN LISHI

[美] 文森特·M. 菲格雷多　著
武忠明　译

选题策划	联合天际
出 版 人	朱文迅
责任编辑	任蕴文
责任印制	赵路江
特约编辑	刘小旋　杨子兮
封面设计	@ 吾然设计工作室
美术编辑	梁全新

出　　版	贵州出版集团　贵州人民出版社
发　　行	未读（天津）文化传媒有限公司
地　　址	贵州省贵阳市观山湖区会展东路 SOHO 公寓 A 座
邮　　编	550081
电　　话	0851-86820345
网　　址	http://www.gzpg.com.cn
印　　刷	天津联城印刷有限公司
经　　销	新华书店
开　　本	880 毫米 ×1230 毫米 1/32　8.5 印张
字　　数	196 千字
版　　次	2023 年 10 月第 1 版　2023 年 10 月第 1 次印刷
I S B N	978-7-221-17874-9
定　　价	78.00 元

关注未读好书

客服咨询

献给五无花果农场的女士：
安、萨拉、伊莎贝尔和玛德莱娜

你们让我心中充满爱

目录

公元前 2 万年，美索不达米亚时期洞穴中的猛玛象壁画，其心脏部位有红色的标志。

公元前 3300 年，冰人奥茨的 DNA 显示，其患动脉粥样硬化性心脏病的风险很高。

公元前 2600 年，美索不达米亚史诗《吉尔伽美什》中提到，没了心跳就代表死亡，用心脏献祭事关重大。

公元前 2600 年，中国的《黄帝内经》指出，心脏是身体的主宰。*

公元前 2500 年，在埃及，为人体做防腐处理前，所有器官都会被移出，但代表智慧的心脏除外。

公元前 1500 年，印度《吠陀经》宣称，心脏是灵魂，是自我。

公元前 5 世纪，希波克拉底教导认为，疾病并非由神灵引起，灵魂位于大脑而非心脏。

公元前 4 世纪，亚里士多德认为，心脏是中枢器官，是灵魂和逻辑的所在。

公元 2 世纪，盖伦的学说，即灵魂位于心脏（同亚里士多德的观点），被天主教会接受，在后来的 1500 年中被奉为主桌。

公元 400—1400 年，在欧洲的黑暗时代，人们对心脏意义和功能的理解止步不前。

公元 900—1200 年，伊斯兰医生将销毁的希腊和罗马的医学文献保存下来，并在其心脏理论的基础上有所建树。

图 0.1—0.3 贯穿人类历史的心脏大事年表
来源：作者自制

* 《黄帝内经》的实际成书年代不确定，约在战国至秦汉时期，在东汉至隋唐时期仍有修订和补充。——编者注

12世纪，欧洲王室成员将他们的心脏——灵魂和道德的中心——与遗体分开，单独埋葬在他们最喜爱的礼拜场所。

13世纪，有关圣徒的报告称，他们心脏内壁上有表明他们敬爱的上帝和耶稣的礼铭文。

13世纪，维京人认为，战士的心脏越小、越冷，就越勇敢。

14—16世纪，阿兹特克人在祭人活动中挖出许多跳动的心脏，以帮助太阳神维齐洛波奇特利抵御黑暗，对抗世界末日。

15世纪，达·芬奇画出第一幅在解剖学上准确的心脏图示，并有了关于心脏的新发现，但可惜的是，他的学说在随后1500年里一直湮没无闻。

16世纪，在偷尸体人祭"很有造诣"的维萨里，画出了第一幅结构准确的心脏图示，并将其出版。

17世纪，威廉·哈维最先把心脏称为维血系，并描述了血液循环的规律。

18世纪，赫伯登将运动后胸部的压迫感称为"心绞痛"。

19世纪，拉埃内克发明听诊器。

1896年，雷恩在一名胸部被刺伤的22岁男子身上实施了第一例心脏外科手术，并用羊肠线缝合了霸口。

1929年，福斯曼在自己身上做了首例人体心导管插入术。

图0.1—0.3（接上页）

1944年，陶西格、托马斯和巴洛克为患有致命心脏缺陷的"蓝色婴儿"做了矫正手术。

1953年，吉本使用第一台心肺机做了开胸手术。

1960年，斯塔尔和爱德华兹第一次为病人植入了人工心脏瓣膜。

1967年，巴纳德做了首例心脏移植术。

1977年，格林齐希为心脏病发作的患者做了首例球囊血管成形术。

1984年，贝利做了首例异种移植术，将狒狒的心脏植入12天大的女婴体内。

1952年，刘易斯和李拉海利用低温手段，成功完成了首例开胸手术。

1958年，索恩斯偶然间实现了史上第一次冠状动脉造影。

1967年，法瓦洛罗做了首例冠状动脉旁路移植术，简称"CABG"。

1969年，库利为病人植入了颞临时性全人工心脏。

1982年，德弗里斯为病人植入了首颗永久的人工心脏。

图0.1—0.3（接上页）

序言

英国国王查理一世伸出手，将拇指和另三根手指放入年轻贵族左胸的豁口，轻轻抚摩此人跳动的心脏。

"疼吗？"他问。

"一点儿也不疼。"年轻人说。

那是1641年，查理从御医威廉·哈维那里听说了发生在这个年轻人身上的奇迹，哈维是从科学上证明心脏在全身血液循环中的作用的第一人。国王非常有兴趣，问他能否见见这个年轻人，也就是爱尔兰蒙哥马利子爵18岁的儿子。

10岁时，这个男孩从跳跄的马上摔下来，胸部撞到一块突出的石头上，皮肉被刺穿，左侧多处肋骨骨折。伤口脓肿之后又痊愈，在男孩左胸留下一个豁口。八年后，这位贵族青年依然健康且生龙活虎。他已成为知名人物，一直在欧洲大陆巡演，场场爆满，观众都想目睹一个活人体内的心脏跳动，而此时他刚刚回到伦敦。与国王一起检查完这名年轻人之后，哈维写道："我触到了心脏和心室，它们在这位年轻活泼的贵族体内跳动，我的触碰对他毫无妨害。因而，我断定心脏被剥夺了感觉功能。"[1]

纵观历史，心脏一直被置于人类感觉的中心，而心脏对身体接触其实是麻木的，这一点颇为讽刺。自人类记录自身思想伊始，大多数文明都认为人体最重要的器官是心脏而非大脑。古人肯定知道，胸口的跳动是生命的标志，在恐惧或欲望驱使下，心脏会跳得更快更剧烈，在死后则不再跳动。几千年来，古埃及人、古希腊人、古中国人和中美洲的特奥蒂瓦坎人都把心脏抬高到今天大脑所处的地位，即灵魂、情感、思想和智力的所在。纵观历史，很多社会都有一种普遍观念，认为人凭借自己的心与神相联结；人在尘世的善行与罪孽记录在其心壁上，神以此来衡量人是否有机会蒙享天堂的幸福。

1641年，哈维观察到心脏发挥着循环泵的作用，这一发现影响了接下来的几个世纪。科学家和医生改变了对心脏的看法，大脑接管了它的地位，成为情感和意识的主管和唯一的存储库。今天，大多数人认为我们的身体，包括心脏的功能，都由大脑控制。我们一直被教导，心脏只是一个泵，它通过循环系统将血液输送到全身。

由于相信心脏只不过是一个泵，我们认为将一人的心脏移植到另一人身上是合乎道德的。但偶尔也会有克莱尔·西尔维娅（Claire Sylvia）这样的案例出现。她曾是职业舞蹈演员，接受了心肺移植手术。心脏捐献者是18岁的蒂姆·拉米朗德，他死于一场摩托车事故。手术后，朋友们说克莱尔走路越来越像男人。她开始想喝啤酒、吃鸡块，而在手术前，这些都是她所厌恶的。蒂姆的家人说，这些都是蒂姆曾有的习惯。他们对她现在的行为举止并不感到惊讶，因为现在她体内有蒂姆的心脏。这一故事成了2013年由简·西摩主演电影《陌生的心灵》的主题。关于病人在心脏移植后继承了捐献者人格特征的记录，还有很多。这些故事让人不禁好奇，心脏是否仅仅是一台机械泵？属于我们情感的部分，是否蕴含于心脏且与之并行？

我是心脏病专家，经常遇到情感与生理心脏表现出深刻联系的案例。我曾目睹有人在突然失去亲人后心脏病发作，而他以前并无心脏病史。还有人在自己支持的球队在超级碗或世界杯点球大战失利后，心脏病发作或猝死。我经常见到相伴一生的夫妇在几个月内相继去世。虽然案例众多，而且心脏与情感的联系已有几千年历史，但现代医学似乎对这种密切联系不屑一顾。在本书中，我讲述了这段历史，解释了这一现状的由来，并揭示了现代医学如今的看法，即我们应当重新思索逝去的历史。

医学界最近发现，心脏可能蕴含感觉，事实上，它是双向"心脑联系"的一部分。研究表明，心脏也指挥大脑，一如大脑指挥心脏。[2] 该领域的这项新研究可能会开启科学上的转向，令历史上与现代的心脏文化观念相契合。心脏也许不再仅仅被看作是一台泵；相反，心脏可能重新被视为情绪活力的一部分，确保我们心理、精神和身体的健康。

对于大脑发出的信号，心脏是最先做出反应的器官。想想"战斗或逃跑反应"吧。假设你在森林散步，遇到一头美洲狮，你的大脑会激活交感神经系统，引发急性反应，使身体严阵以待，要么与之搏斗，要么溜之大吉。大脑告诉心脏立即加快和加强跳动，将含氧血液输送至身体的肌肉，为肌肉的运动做准备。而大脑也最先接收心脏发出的信号。若非如此，我们在快速起身时就可能会晕倒。心脏及其大血管提醒大脑血量和血压正在下降，大脑则做出反应，激活血管收缩，以防止血液在腿部聚集。

我们在大脑中记录的情绪，在心脏中产生回响。初次邂逅恋人而引起的身体感觉，如脸红、激动、脉搏加快，都是心脏反应的体现。这种相互依存的心脑联系，对我们的健康至关重要。这也是几千年来人类将情感、思考能力和灵魂置于这一象征生命的炽热、搏动的器官之中的原因。古中国人和古印度人强调，心脏愉悦就等于身体愉悦、健康长寿。大脑则被视为一团冰冷的"灰布丁"，仅仅是个产生黏液的器官。古埃及人在对人体做防腐处理时，会用钩子穿过鼻子把它拽出来。

今天，大脑已经取代心脏，成为我们的意识之家，但心脏仍然在我们的文化象征体系中发挥着核心作用。只要看看手机上你爱人发来短信中的表情符号，或汽车保险杠贴纸上的心形标志，你就会明白，心脏如今在我们的生活中扮演着多么重要的角色，起码在象征意义上是如此。心形仍然是浪漫和爱情的象征，而近来，心形这一表意图案已经成为我们熟悉的健康和生命的标志。

关于感情，我们仍然说"我全心全意爱你""你打动了我的心"和"她伤了我的心"。我们宣称"他非常狠心"。我们乞求别人"请发发善心"。"她说的是真心话"意味着真诚与坦率。"回心转意"表示和解或悔改。至于聪明才智，我们说"我们用心牢记"。说起"我"时，我们用手指着身体哪个部位？然而，现代医学已经不再将心脏视为我们灵魂、智力和感觉的所在。我们几乎已经忘记了心脏在往昔的地位，尽管在我们传承的文化符号、诗歌和艺术中，这一重要角色仍然无处不在。

当今医学取得了很大进步，但全世界每三人中仍有一人死于心脏病。死于心血管疾病的人比死于各种癌症的人加起来还要多。死于心脏病的女性的数量是死于乳腺癌的女性的数量的十倍。在美国，每四十秒就有一人死于心脏病发作。为何我们没有以一种更紧密关联的方式，思考与对待导致我们当前健康危机的三大因素（心脏病、抑郁症和精神压力）？

与其他医学领域相比，心脏病学在20世纪处于创新的最前沿，在21世纪更是如此。20世纪见证了冠状动脉搭桥手术、基于导管的冠状动脉球囊成形术和支架植入术、心脏起搏器和除颤器、心脏辅助装置，以及心脏移植的发展。吸烟、高血压和胆固醇都是与心脏有关的风险因素，目前有半数美国人至少占了其中一种。针对它们的预防保健措施，有助于减少因心脏病导致的死亡。因此，自20世纪60年代以来，心血管疾病的发病率已大幅下降，但它仍是我们所有人的"头号杀手"。[3]

我认为，要改善我们共同的心脏健康问题，有些答案要去心脏的文化史和科学史中寻找，了解它是如何与大脑分离并由大脑主导的。今天，心脏是一个"可替换"的器官。如果无法立即获得供体心脏，可以在心脏衰竭的病人等待期间，将机械泵植入其胸腔，来代替心脏的功能。科学家现在正在研究用人的细胞培育全新的心脏，来取代衰竭的心脏。由于可用的人类心脏供体短缺，目前科学家正在推进的研究是将动物的心脏（如猪心脏）移植到人体内。[4]很快，基于基因的个性化医疗，将使我们每个人都能根据自己的遗传风险来评估并治疗心脏病。[5]

我大半辈子都在研究和关心心脏，对心脏在整个人类历史上的意义做了全景式考察。我考察了心脏与大脑之争，研究它如何造成当前人们在科学与文化层面对心脑联系的理解。在本书中，我追溯了从2万年前人类文明的黎明至今日，人类对心脏的理解是如何演变的（见图

0.1—0.3）。我探究了人类对心脏功能的看法如何演变，以及它如何影响我们对心脏包含何种生命力的理解。我们向来认为心脏位于人体的中心（人体的中心其实在肚脐下面，靠近骶骨），但心脏在意义上的核心地位又如何呢？

我回顾历史，考察我们的祖先如何看待这一奇妙器官：从古至今，心脏被尊敬、被赞美、被误解，也被揭示真实面貌。纵观历史，心脏对诗人、哲学家和医生来说都很重要。从史前人类到古代社会、黑暗时代、文艺复兴时代，再到现代，在不同文化中，心脏所代表的意义也不同。我按时间顺序研究了这一器官之"王"如何被贬低为一台听命于大脑的机械血泵，即使它仍是爱与健康的象征，处于我们日常生活的中心。作为一名对这一非凡器官很感兴趣的医生，我在书中加入了心脏工作原理和心脏疾病的章节。此外，我还讨论了近代以来心脏疗法的进展，以及未来可能出现的情况。我们现在了解到的情况表明，我们的祖先对心脏的认识并不是毫无可取之处。

我为这本书"倾注了全部心血"。希望你也能像我一样，发现这段关于心脏的奇妙历史是如此迷人。

第一部分

古代心脏

第一章

心脏即生命

1908年，在西班牙阿斯图里亚斯的宾达尔洞穴（El Pindal Cave）岩壁上，考古学家发现了一头猛犸象的壁画，它的胸口像是画着一颗红色心脏。这幅画是旧石器时代晚期的马格德林人所绘，可追溯到1.4万年到2万年以前。古代艺术家也许已经知晓，要想杀死兽类，最佳方法就是攻击这一跳动的红色器官。此图案也许就是画出来当捕猎时的标靶的。

1.2万年前，当人类开始在村庄、城镇和城邦定居时，他们可能已经开始相信，心脏是人体内最重要的器官，是他们赖以存活的基础。

> 我摸了摸他的心脏，它的跳动已经完全止息。
> ——《吉尔伽美什史诗》，第8块泥板，公元前2600年

古代美索不达米亚的《吉尔伽美什史诗》是目前已知世界最古老的英雄叙事史诗，吉尔伽美什是其中半人半神的英雄国王，他在朋友恩奇都死亡时发出了这样的哀叹。[1]吉尔伽美什是乌鲁克（古代美索不

达米亚的一个城邦）的国王，恩奇都原本是他的敌人，但二人后来彼此欣赏，结为至交。遇到恩奇都之后，吉尔伽美什变得更加体恤民众，成了一个为民造福的贤王。恩奇都曾帮助吉尔伽美什杀死女神伊什妲尔派来杀吉尔伽美什（因为他拒绝了她的求爱）的天牛，于是遭到众神报复而死。

吉尔伽美什试图唤醒他的朋友，却发现他的心脏已不再跳动。这段话是用苏美尔的楔形文字写成的，泥板所在地点位于现在的伊拉克，时间是公元前 2600 年左右，可能是涉及脉诊的最早记载。[2]4600 多年前，人类认识到人的心脏在跳动，而且全身都能感觉到它的搏动。杀死天牛后，吉尔伽美什和恩奇都把它的心脏切下，作为祭品献给太阳神沙玛什，这是有史以来第一个心脏祭品。与许多古代文明一样，心脏在苏美尔文化中占有重要地位。它是人体的主要器官，是安抚神灵的首选祭品。

1849 年，人们在古代亚述城市阿舒尔和尼尼微发现了一批苏美尔医学文献泥板，泥板的形成时间可追溯至公元前 2400 年。这些医学文献大多来自亚述巴尼拔图书馆（公元前 600 年）。亚述巴尼拔据说是亚述最后一位伟大国王，《吉尔伽美什史诗》就是在他的图书馆中发现的。

美索不达米亚人对解剖学和生理学知之甚少，因为他们受宗教禁忌的限制，不能解剖人体。他们对疾病和死亡的理解是精神层面上的，而不是生理或解剖学层面的。他们认为心脏是智力的所在，肝脏是情感的所在，胃是狡计的所在，子宫是同情的所在。他们的医学文献从未提及大脑。神经和精神疾病，如癫痫、中风、抑郁和焦虑，被认为是不幸之人遭到愤怒的神魔攻击所致，要由神庙的宗教治疗师来处理。这些治疗师的职责主要是驱魔，也就是赶走引起病人症状的恶灵。楔形文字文献表明，治疗师确实也观察临床症状，并提供草药，如止痛药。苏美尔的治疗师还会给病人把脉，以了解病情、辨别病征。恩奇都没有了脉搏，因此也就没了生命。

　　与此同时，其他地区的进步文明，如埃及和中国，对心脏的功用和重要性也有自己的看法。所有这些古代文明都认同，跳动的心脏代表生命。

* * *

　　　我得自母亲的心脏啊，我生于尘世的心脏啊，在造物主面前，不要起身作证反对我；不要发言驳斥我的所作所为，不要在伟大的神、西方之主面前找事由诋毁我。[3]

　　公元前2500年的埃及人相信，死神阿努比斯（一位长着胡狼头的神祇，因胡狼常出没于墓地周围而得名）会把死去之人带进"杜亚特"，即冥界。死者被交给冥界和来世之神奥西里斯，以及正义女神玛阿特的大厅中由四十三位神祇组成的法庭。在那里，死者的心脏被放在正义的天平上称量，与玛阿特的羽毛，也就是一根代表真理的鸵鸟羽毛比较（图1.1）。如果心脏比羽毛轻或重量相等，就意味着此人生前有美好的德行，奥西里斯就会护送此人到"芦苇地"，这是一处天国乐土。如果心脏比羽毛重，阿米特（集鳄鱼、狮子与河马于一身）就会吞下心脏，此人的魂灵将消失不见。

　　古埃及人认为，心脏是人生前所做一切事情的见证，无论善事还是恶事。有些人由于平日行事不善，担心心脏会作证反对自己。心脏可能因负罪而变重。为了防止心脏对自己不利，在他们死后，尸体被制成木

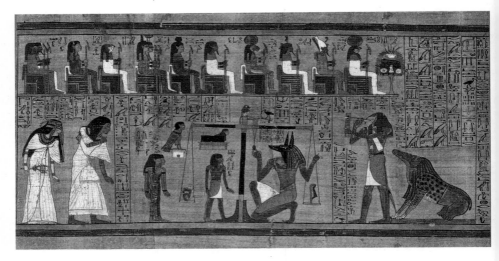

图1.1　阿尼纸草《亡灵书》中的"称量心脏图"

画面左侧，阿尼和妻子图图进入众神的集会处。画面中间，阿努比斯将阿尼的心脏与玛阿特的羽毛对比重量，女神列涅努忒和梅斯赫奈特、神沙伊和阿尼自己的巴（阿尼的灵魂，以人头鹰的形式出现）在旁观看。画面右侧，怪兽阿米特在等待判决，假如阿尼品行不端，她就会吃掉阿尼的心脏。神托特准备记录判决结果。顶上一排是充当法官的诸神：胡、西亚、哈索尔、荷鲁斯、伊西斯、奈芙蒂斯、努特、盖布、泰芙努特、舒、阿图姆和拉·哈拉胡提

来源：British Museum/Wikimedia Commons/Public Domain

乃伊的过程中，一只心脏圣甲虫护身符会被放在其胸口部位的绷带内。圣甲虫上的铭文出自《亡灵书》第30篇（见第11页的引文）。

　　心脏是生命和存在的来源，古埃及人在防腐处理工序中对它充满敬意。前往冥界接受奥西里斯的审判，将心脏留在体内是很重要的。心脏是防腐处理后唯一会被放回人体的器官。其他的胸腹部器官则被放到木乃伊旁边的罐子里。古埃及人认为大脑除把黏液输送给鼻子之外，没有其他用处。在古埃及语中，表示"大脑"的词大致可译为"头骨碎屑"。因此，心脏被小心翼翼地保存并放回体内，而大脑则由

穿过鼻子的铁钩拉出，然后被丢弃。

目前我们尚不清楚医学起源于何处：有人认为是在古埃及，有人认为是在古代美索不达米亚。一份公元前1950年的纸草书表明，埃及人在4000多年前就开始行医并研究心脏了。[4]

最早对心脏及其功能的描述，见于三份埃及纸草医学文献：《艾德温·史密斯纸草书》（约公元前1500年，世界上最早的外科文献）、《埃伯斯纸草书》（约公元前1550年）和《柏林纸草书》（约公元前1350年）。这些古埃及医学文献的年代，比美索不达米亚楔形文字的医学文献泥板（约公元前2400年）要晚。但这些埃及纸草书据说是更古老文献的副本，其原本可追溯到公元前2700年，可能出自伊姆霍特普。伊姆霍特普是埃及古王国时期的大祭司和医生，是法老左塞尔的宰相，也是左塞尔阶梯金字塔的建筑师，也许还是使用石柱来支撑建筑的历史第一人。他是左塞尔的御医。伊姆霍特普写了大量关于建筑和医学的文章。人们普遍认为他是后来的医学纸草书（尤其是《史密斯纸草书》）所依据文献的作者。在他死后2000年，他逐渐被尊为埃及的医疗之神，是少数几个被封神的非王室出身埃及人之一。

埃及人会对木乃伊做防腐处理，所以他们对解剖学有深入了解这一点也就说得通了。古埃及医生认为，心脏产生了血管，因此可以远端触诊。《埃伯斯纸草书》就写到了"心脏从四肢发声"：

> 由心脏产生的血管通向全身……医生将手或手指放在（患者的）头部、后脑勺、手、胃部、胳膊或脚上，就可以检查心脏，因为他的四肢都有血管，也就是说：心脏从四肢的血管里发出声音……如果心脏颤抖，无力且沉陷，那就说明

病情正在发展。

对古埃及人来说，心脏是人体的中心，血管从心脏出发，连接到全身每个部位。他们观察到，人晕倒后脉搏会暂时消失。他们描述过脉搏微弱的症状，以及胸部心脏脉冲移位到正常位置左侧的现象，而我们现在认识到，这是心脏虚弱与肿大，与充血性心力衰竭相符。痰涎偏多的症状当时被称为"心脏发洪水"，可能是用来描述急性心力衰竭患者有过多的粉红色（或带血）泡沫痰。在《埃伯斯纸草书》中，古埃及人说手臂和心脏一侧胸部疼痛预示着死亡即将来临。这是对心脏病发作的典型描述。

古埃及人把智力归因于心脏，它支配着其他所有器官。《埃伯斯纸草书》解释说，心脏是维持人体运作和生命力的必需品：

> 心脏存在于每一具身体里，舌头存在于神灵、人类和野兽的每一张嘴里。根据这一学说，心脏和舌头支配着四肢，这是事实。因为心随自己的意思思考，舌随心脏的意思吩咐。眼睛能看，耳朵能听，鼻子能呼吸，它们都将信息传达给心脏。每一个智慧的行为都由心脏产生，而舌头则重复心之所想。因此，所有工作，所有手工，手的动作，脚的行走，四肢的运动，都遵照心脏的命令。

古埃及人相信，心脏是他们生命的中心，它不仅能让血液流动，还能让空气、眼泪、唾液、黏液、尿液和精液通过管道系统在体内流动。心脏支撑生命，代表生命。

因此，古代美索不达米亚人和埃及人认定，心脏是人体内最重要的器官。它的跳动意味着生命。要想进入来世，必须将它留在人体内。与此同时，古代中国人也在研究人体。他们开始相信，心脏像君主一样统治着人体。

＊　＊　＊

在古代中国人看来，心脏是众器之王。[5]其他器官都要为心脏牺牲，它们以自身能量来帮助心脏维持平衡。心脏作为主宰，负责维持全身内部的和谐与安宁。心脏是负责身体、心理、情感和精神健康的力量。法家经典《管子》体现了管仲的主要思想，其中提到：

> 心之在体，君之位也；九窍（两眼、两耳、两鼻孔、一口、一尿道、一肛门）之有职，官之分也。心处其道。九窍循理；嗜欲充益，目不见色，耳不闻声。[6]

《黄帝内经》相传为黄帝所作，记录了黄帝与御医的讨论：黄帝向医生询问健康、疾病和治疗的本质。公元前2世纪，淮南王刘安召集门客一同撰写《淮南子》，其中同样阐述了关于心脏的观点：

> 夫心者，五藏之主也，所以制使四支，流行血气（生命能量），驰骋于是非之境，而出入于百事之门户者也。是故不得于心，而有经天下之气，是犹无耳而欲调钟鼓，无目而欲喜文章也。[7]

《黄帝内经》是中医学经典著作之首，直到现代，它仍是中医从业者的参考书。这一早期的医学文献，与苏美尔人的医学泥板和埃及医生伊姆霍特普同时出现。这三者拥有一个共识：心脏是人体内最重要的器官，是身体的主宰、生命的决定条件。1570年，明代的李豫亨在《推篷寤语》中写道：

> 坟素之书以心为身中君主之官，神明出焉，以此养生则寿，没齿不殆。主不明则道闭塞而不通，形乃大伤，以此养生则殃。[8]

《黄帝内经》一直影响着中国人对心脏攸关生命的看法，从1575年李梴编撰的《医学入门》中也能看出这一点：

> 心者，一身之主，君主之官。有血肉之心，形如未开莲花，居肺下肝上是也。有神明之心，神者，气血所化，生之本也。[9]

在威廉·哈维"发现"血液循环系统之前，中国医生似乎已经了解了血液循环。《黄帝内经》中有这样的记载："心主身之血脉""经脉流行不止，环周不休""气之不得无行也，如水之流，如日月之行不休……如环之无端"。[10]

在古代中国人看来，心脏支配着人体的器官。它是"生命之根"，产生精神和血液来滋养身体。心若愉悦，生命就健康。大脑仅仅滋养髓（如骨髓）。我们现在认为大脑所具有的功能，在当时被归于五脏：

心主喜，肝主怒，脾主思，肺主忧，肾主恐。

* * *

和古代中国人一样，古印度人也认为心脏是生命和意识的所在。阿育吠陀医学是世界上最古老的整体（全身）医学体系之一，它将心脏描述为"普拉那"（prana），也就是生命的原动力。[11]阿育吠陀的基本理念是，人的健康取决于思想、身体和精神之间的平衡。与阿育吠陀医学有关的古代著作来自印度早期的吠陀时代，时间是公元前1600年左右。

阿育吠陀医学知识记录在被称为"本集"（Samhita）的医典里，可见于印度教最古老的圣典《吠陀经》（共四部）。《遮罗迦本集》描述了当时的人对人体、饮食和卫生的了解，以及各种疾病的症状和治疗方法。《妙闻本集》描述了尸体解剖、胚胎学和人体解剖学的知识。书中有一节甚至谈到了如何治疗酗酒（是的，酗酒在公元前200年也是一个问题）。

据阿育吠陀本集描述，心脏连接着十根突出的血管，这与中国古代医生所描述的"九道门"相似。由心脏发源的血管将营养输送到身体其他部位。心脏给身体提供"rasa vaha srotas"，即"生命的汁液"。

"马那"（mana）即心智，位于心脏处。"马那"负责协调感觉器官、运动器官和灵魂。《遮罗迦本集》称，心智与思想位于心脏。《妙闻本集》写道，心脏是精神与智力的所在，在胚胎中最先发育。早期的阿育吠陀理论普遍认为，心脏是灵魂和意识之家，但有些人对这种传统思想提出了疑问。《语帅本集》（*Bhela Samhita*）记载，"马那"位于头部，而"奇塔"（chitta，即思维）位于心脏。心智的运动与感觉功能归属于大脑，精神功能则归属于心脏。早在2000多年前，这些早期的阿育吠陀思想家可能就描述了心脑的联系。

公元前326年，亚历山大大帝和他的军队，以及学者和医生，和平地控制了位于印度次大陆和中亚交界处的塔克西拉（在今巴基斯坦境内）。古印度与古希腊两种文化的融合，将带来两地学术领域之间的互动。这两种医学知识体系中，关于心脏的理论确实有着诸多惊人的相似之处。

* * *

早期希腊人认为，无论对人还是神来说，心脏都是生命的决定因素。酒神狄俄尼索斯早在迈锡尼时代就受希腊人崇拜。他是宙斯和珀尔塞福涅的孩子，而宙斯的妻子，也就是嫉妒的赫拉，让泰坦们杀死了狄俄尼索斯。他们把他切成块，准备煮了吃。雅典娜是宙斯最宠爱的女儿（她从宙斯的头颅中出生时便是全副武装的形象），她趁狄俄尼索斯的心脏还没被泰坦吃掉，抢救出了它。后来，宙斯将狄俄尼索斯的心脏磨碎，放到药水中，让美丽的凡间公主塞墨勒喝下。塞墨勒要求宙斯现出真身，结果被烧死，但在此之前，宙斯从她子宫中救出了狄俄尼索斯，将他缝到自己的大腿中，直到他出生。

尽管与古希腊的心脏理论有相似之处，但阿育吠陀医学可能走得更远：它描述了血液（rasa）被输送到全身各个部位后，再次返回心脏的现象（这就是血液循环的观念，比哈维的发现早了2000年）。《语帅本集》写道，"血液首先从心脏泵出，然后被分配到身体各个部位，之后再返回心脏"。

　　古印度和希腊之间可能有一些知识的交流，但希腊人和后来的罗马人都固执地坚持自己关于心脏和身体运作的理论。当欧洲陷入长达1000年的黑暗时代，科学发现遭到禁止，人们对心脏的继续探索受到阻碍，直到文艺复兴时期，达·芬奇与威廉·哈维等人出现。

第二章

心脏与灵魂

　　随着古代文化变得越发先进，人们有更多时间用来沉思，于是他们开始探问自己的心理能力（意识与逻辑思维）究竟位于身体何处。他们无形体的生命本质，他们的灵魂，在哪里？一些人认为心脏中有灵魂，这就是心脏中心论者（cardiocentrist，源自希腊文中的kardia，即心脏）；还有些人认为大脑中有灵魂，这就是大脑中心论者（cerebrocentrist，源自拉丁文中的cerebrum，即大脑）。大多数早期文化族群，包括古代苏美尔人、古代埃及人、古代中国人、古代印度人、一些古代希腊人（亚里士多德）和古代罗马人，都是心脏中心论者。他们认为心脏才是人体内情感、思想和智力的所在，而不是大脑。

　　普塔是古埃及的创世神。古埃及人相信他存在于万物之前，并用他的心创造了世界。努比亚法老沙巴卡在公元前700年左右命人抄刻了一块石碑，并声称它是一份早期神学纸草书的复制品，该纸草书名为《孟菲斯神论》，来自孟菲斯的大普塔神庙（约公元前3000—前2400年）。沙巴卡的石碑上有这样一段声明："普塔借由他内心的想法孕育了世界，通过他话语的魔力赋予了生命。"

在古埃及语中，表示心脏的词是"ib"。"ib"有很多意思，可以指生理上的心脏，也可以指心理、智力、意志、欲望、情绪或理解。古埃及人认为，心脏是母亲怀孕时由心脏流出的一滴血形成的，并在身体死亡后依然存活。人死后，其心脏要与玛阿特的羽毛比重，以判定此人生前是否过着有德行的生活，心脏如果比羽毛轻，奥西里斯就会将此人护送到芦苇地；心脏如果比羽毛重，就会被阿米特吃掉，灵魂从此化为乌有。古埃及语中的很多表述都包含了"ib"这个词：aA-ib，意为傲慢自大（心大）；awt-ib，意为快乐（心长）；aq-ib，意为密友（信任的心）；awnt-ib，意为贪婪（贪心）；bgAs-ib，意为心中不安；arq-HAty-ib，意为智慧（洞明的心）；dSr-ib，意为愤怒（心发红）；rdi-ib，意为奉献（付出心）；ibib，意为最爱或挚爱（心连心）。[1]

古埃及医学纸草书没怎么提及大脑。它仅仅被描述为一个产生黏液的器官，这些黏液通过鼻子排出。攸关生死的是心脏。

古代埃及人并不是唯一将心脏提升至灵魂地位的古代人。大约在历史同一时期，古代中国人开始相信心脏乃身体之主，是心智的所在。

* * *

古代中国人认为心脏是意识、智力和感觉的所在。心脏蕴含人的"神"。在传统中医中，心脏具有特殊的重要性。心脏被视为五脏六腑之"主"，若身体健康而稳定，心脏就是一个仁善的领导者。

在中国哲学中，"心"可以指人的性情或感觉，也可以指人对某事或某人的信心。从字面上看，"心"指的是生理的心脏，尽管它有时被翻译为"mind"（头脑）。古代中国人认为，心是灵魂、思想、智力和情感的所在。[2]因此，"心"有时也被译成"heart-mind"（心灵）。相比之下，大脑并不在传统中医所讨论的器官中。我们现在所知的大脑功能和相关疾病，当时被认为是心、肝、脾、肺、肾这五脏保持平衡并相互作用的结果。

* * *

梵语中表示心的词是"hridaya"或"hridayam"，它与中国古代的"心"一样，也可译为"意识或灵魂的所在"。[3]有人提出，"hridayam"由三部分组成："hri"意为"接受"；"da"意为"给予"；"ya"源于"yam"，意为"四处移动"。所以，"hridayam"是一个表示心脏收缩与循环、有3500年历史的古老比喻吗？

在古印度，湿婆是守护神，是邪恶的毁灭者，更是宇宙和生命的再生者。他也被称为"心之主宰"（Hridayanath）。他的妻子是母神帕尔瓦蒂，被称为"心之女神"（Hridayeswari）。

* * *

在古代，人们普遍认为人的意识（灵魂）位于心脏。希腊人可能了解这些理论。西方思想开始在希腊发展时，灵魂位于何处这一问题引起了希腊的心脏中心论者和大脑中心论者的争论。[4]心脏中心论者把亚里士多德当作自己的理论武器——大约公元前330年时，他说："心脏是整个机体中最完美的。因此，感知力和灵魂自我滋养能力的原理，一定蕴含在心脏中。"

一些早期的希腊思想家断定，灵魂位于大脑。最早的思想家可能是克罗顿的阿尔科迈翁（约公元前500年），他认为精液也是在大脑中产生的，并顺着脊髓输送。希腊最著名的大脑中心论者是希波克拉底（约公元前400年），其理论主要基于阿尔科迈翁的著作。但斯多葛派、亚里士多德以及科斯的普拉克撒哥拉斯都认为，心脏是人体最重要的器官。亚里士多德在观察小鸡胚胎的过程中形成了这种观点，因为他看到心脏是最先形成的器官。公元前350年，他在《动物志》中写道："心脏是生命的最后衰竭之处：我们发现，最后形成的往往最先衰竭，而最先形成的往往最后衰竭。"

亚里士多德还在《论动物的组成》中写道，心脏是"起支配作用的、可移动的、热的，有适合的结构，用于和身体其他部分互相作用"。它是中心器官，是"一切运动的源泉，因为心脏把灵魂与生命器官联系在一起"。因此，心脏是灵魂的所在，这在他看来是合乎道理的。大脑远离身体的中心，是冷的。心脏是热的，而热代表生命。亚里士多德认为，心脏是人的意识和智慧的来源。在他看来，大脑是一个冷却装置，分泌黏液来调节血液和心脏。这种观点就这样形成了，大脑中的脑垂体（pituitary gland）一词就来自"pituita"，在拉丁语中的意思是黏液。

亚里士多德认为心脏是人的意识和灵魂的所在，这并不荒谬。事实上，突然袭来的强烈情绪会导致脉搏加快、心跳感觉更有力、心律异常、心脏病发作以及猝死。我们现在知道，这些反应是心脑联系的一部分，而身为科学家的亚里士多德观察到了这一点。在他看来，心脏因此是灵魂的所在，这是有道理的。亚里士多德将心脏视为人的中心，将它提升至大脑之上，心脏的中心地位就这样保持了近2000年。

* * *

帕加玛的克劳迪亚斯·盖伦（129—216年）是一位希腊的医生，被人们称作盖伦。他为了获得金钱和名声，于162年移居罗马。他认同亚里士多德的观点，即心脏是身体热量的来源，它令血液升温，从而让血液由紫色变成红色。[5]盖伦被认为是继希波克拉底之后古代最重要的医生。在《论人体各部分的作用》（约公元170年）中，盖伦写道："可以说，心脏是火炉，是人体固有热量的来源，是与灵魂关系最密切的器官。"但他不赞同亚里士多德有关大脑冷却心脏的观点，认为大脑得更靠近心脏，才能做到这一点。

研究了希波克拉底和柏拉图的学说后，盖伦开始相信灵魂有三部分结构。他运用柏拉图的术语，描述了大脑中的理性灵魂、心脏中的精神灵魂和肝脏中的食欲灵魂。大脑指导认知，心脏指导情绪。

大多数早期文化都以心脏为中心，认为心脏是人体内心智和灵魂的所在，而不是大脑。这类观念在中国（传统中医）和印度（阿育吠陀医学）主导了很久。在西方，虽然有希波克拉底和柏拉图等一些大脑中心论者，但亚里士多德和盖伦的学说还是被天主教会奉为圭臬。在接下来贯穿欧洲黑暗时代的1500年里，这些观点被广为接受——若不接受，就会被指责为亵渎神明。

第三章

心脏与神

古代诸文明构想出众神或唯一的神，来解释自身的存在和天地万物的创造。大多数文化都相信，神在每个人体内，在每个人心里。对许多人来说，与神连接的方式是通过他们的心。

在古印度，《奥义书》是以梵文写成的宗教与哲学论著，包含在写于印度吠陀时代后期的四部《吠陀经》中。在古印度的属灵思想的发展过程中，它们发挥了重要作用。它们将心脏描述为"梵"（Brahman）的所在，而在梵文吠陀经中，梵是宇宙和普遍原理，也就是神。《歌者奥义书》说："这是我内心的自我，大于地，大于空，大于天，大于这个世界。这是我内心的自我。它是梵。"①

在古印度，心脏承载着灵魂，是所有思想和情感的源头。[1]它是人的自我所在。心是连接天堂和尘世的纽带，人在心中体验梵的爱。心是灵魂的休憩处，也是神圣之爱的所在。《广林奥义书》声言："心，大王啊！因为心确实是一切众生的居处，大王啊！心确实是一切众生的根基，大王啊！因为一切众生都立足于心，大王啊！心确实是至高

---

① 《奥义书》，黄宝生译，商务印书馆，2010 年，第 159 页。——译者注

的梵，大王啊！若有人知道这样崇拜它，心就不会离开他，一切众生
都会亲近他。"[①]

* * *

　　儒家思想是历史上最具影响力的哲学思想之一，由孔子在公元前
6至前5世纪发展起来。儒家思想的主要目标是实现天人之间的和谐统
一。孔子教导说："随心所欲不逾矩。"[②]他认为，心若不受邪念阻碍，
就会在道德上引领我们："内省不疚，夫何忧何惧？"

　　孟子是公元前4世纪的中国思想家，在儒家思想中，其重要性仅次
于孔子。他教导说："学问之道无他，求其放心而已矣……求则得之，
舍则失之。"

* * *

　　《般若波罗蜜多心经》简称《心经》（意为"完美智慧之心"），是
最常被诵读和研究的佛教经文之一。佛教徒日常坐禅时诵读《心经》，
它描述了"空"（sunyata）的本质，这是佛教的一个主要概念。

　　明末四大高僧之一的紫柏真可（1543—1603年）论《心经》时写
道："此经大部之纲骨。如人一身。虽有五脏百骸。惟心为主。"

---

① 　《奥义书》，黄宝生译，商务印书馆，2010年，第76—77页。——译者注
② 　原文为"wheresoever you go, go with all your heart"，有译为"既来之，则安之"。——
译者注

* * *

对于主张一神论的亚伯拉罕诸教来说，人们通过自己的心与神联系。"lev"一词意为"心"，在希伯来《圣经》（公元前700—前300年）中出现了700多次。希伯来人认为，心是神在个人身上的存在。心是人的精神、道德、情感和智力活动的中心。

我要赐他们认识我的心，知道我是耶和华。

——《耶利米书》24：7

不要看他的外貌和他身材高大，我不拣选他，因为耶和华不像人看人，人是看外貌，耶和华是看内心。

——《撒母耳记上》16：7

你要保守你心，胜过保守一切，因为一生的果效，是由心发出。

——《箴言》4：23

心也可以是善与恶的源头。

神的律法在他心里，他的脚总不滑跌。

——《诗篇》37：31

智慧人的心居右，愚昧人的心居左。

——《传道书》10：2

* * *

心在基督教《新约》中又出现了105次。借助心，人可以实现对上帝更崇高的爱。早期基督徒相信心是灵魂的所在。它不仅是一个人的精神活动的中心，还是人类生活中所有心理和生理运作体系的中心。

> 你们就是我们的荐信，写在我们的心里，被众人所知道、所念诵的。你们明显是基督的信，借着我们修成的。不是用墨写的，乃是用永生神的灵写的。不是写在石版上，乃是写在心版上。
>
> ——《哥林多后书》3：2—3

> 这是显出律法的功用刻在他们心里，他们是非之心同作见证，并且他们的思念互相较量，或以为是，或以为非。
>
> ——《罗马书》2：15

> 清心的人有福了，因为他们必得见神。
>
> ——《马太福音》5：8

要"尽心、尽性、尽力、尽意爱主你的神"反复出现在《新约》中的马太、马可和路加福音书中。

圣奥古斯丁在《忏悔录》（约公元400年）中描述了"不安之心"，也就是在爱尘世与爱上帝之间分裂的心。[2]他写道，每颗心都有一朵神圣的火花。若它被点燃，心就会燃起圣洁的光芒，与上帝合而为一。

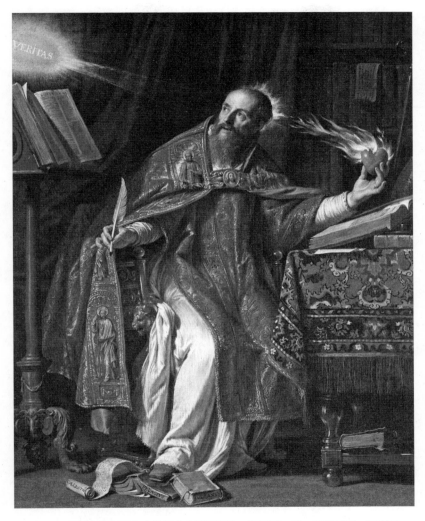

图3.1 得到耶稣至圣之心的圣奥古斯丁画像，菲利普·德·尚帕涅作，17世纪

来源：Los Angeles County Museum of Art/Wikimedia Commons/Public Domain

在后来的宗教艺术中，燃烧的心成为圣奥古斯丁的象征（图3.1）。

　　12世纪，克莱尔沃的贝尔纳这位最后成圣的法国教士，为"甜美的耶稣之心"（Cor Jesu Dulcissimum）写下了祷文，帮助创立了天主教会最著名、应用最广泛的祈祷仪式之一：圣心瞻礼。散发光芒的圣心带有箭伤，有些绕以荆冠，成为耶稣及其对世人之爱的象征。这种心脏形象已经成为人们的崇拜对象，是中世纪和文艺复兴时期艺术中的一个常见主题（图3.2）。

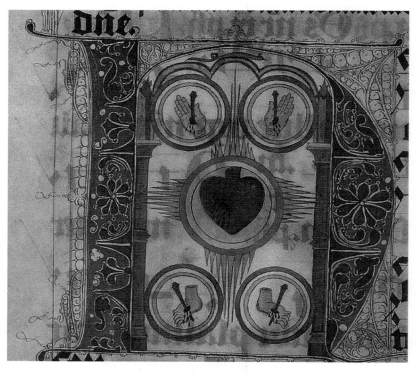

图3.2　带有五处伤口的耶稣的心，心脏上的伤口是朗基努斯之枪所刺。15世纪手稿
来源：http://www.ceec.uni-koeln.de/Wikimedia Commons/Public Domain

* * *

在伊斯兰教的神圣经典《古兰经》和《圣训》中，记载着关于心脏的生理学和解剖学知识，其中甚至还提到了心脏疾病。

在早期的伊斯兰教义中，心脏是感觉和逻辑思维的中心。健康的心脏是虔诚和理性的，而患病的心脏是不属于人的，它丧失了观察和理解的能力。

> 事情就是这样的，谁尊敬真主的标识，那是从心中的虔诚发出的。
>
> ——《朝觐》: 32

> 难道他们没有在大地上旅行，因而有心可以了解，或者有耳可以听闻吗？因为肉眼不盲，胸中的心眼却盲了。
>
> ——《朝觐》: 46

目前关于心脏的医学知识，仅仅把它描述为一个"血泵"，这使心脏失去了神秘感。心脏不再是灵魂的存放处，也不再是与神建立联系的地方。但在比喻意义上，心脏仍然是敬虔之爱的象征。许多人仍然会说："将你的心交予神。"对敬虔者来说，神不是在人的大脑里，而是在人的心脏里。

第四章

情感之心

古印度梵文史诗《罗摩衍那》（公元前7世纪）讲述的罗摩故事（图4.1），将爱和奉献放在心中。

罗摩流亡十四年后归来，杀死了邪恶的罗波那（多头魔王）及其属下。他被加冕为阿约提亚国王。为表庆祝，他向众人分发了珍贵的饰品和礼物。哈努曼是罗摩的手下强将和热切追随者，罗摩的妻子悉多送给他一串漂亮的珍珠项链。哈努曼拿着项链，仔细检查了每颗珍珠，然后将珍珠扔掉。所有人对此都很惊讶。

有人问他为何扔掉这些珍珠，他回答说，他想从它们里面寻找罗摩但没找到，因此这些珍珠对他来说没有价值，凡是不含罗摩的东西都没有价值。

有人语带嘲笑地问他，罗摩王是否在他自己体内，哈努曼撕开自己的胸膛，露出心脏。旁观者看到他的心上有罗摩和悉多两人的形象，于是相信了他的忠信笃敬。

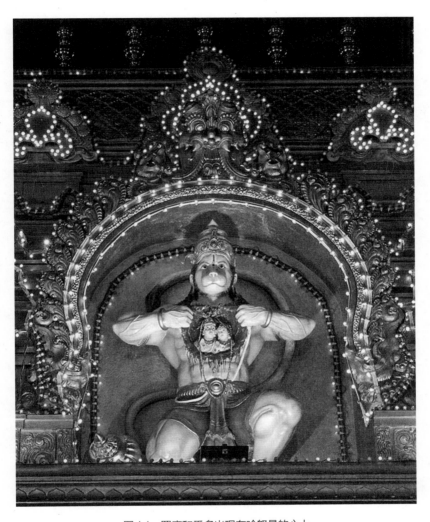

图4.1　罗摩和悉多出现在哈努曼的心上

来源：Karunakar Rayker/Wikimedia Commons/Public Domain

　　古印度的阿育吠陀医师认为，人其实有两个心脏：向身体输送营养的物理心脏，以及体验爱、欲望和悲伤的情感心脏。[1]

　　载于四部吠陀经的《妙闻本集》指出，情感之心，或心的欲望，肇始于子宫：

> 　　在第四个月，（胎儿的）器官变得更加清晰，由于胎儿的心脏已经形成，生命机能开始表现出来，因为心脏是生命机能的所在地。因此，在母亲怀孕的第四个月，胎儿开始表现出对各种感官对象的渴望，我们可以注意到所谓"渴望"的现象。
>
> 　　因此，拥有两颗心脏的孕妇可以被称为"渴望的女人"，她的渴望应该得到满足。因为如果未被满足，孩子就很容易佝偻、没有手、瘸腿、痴呆、矮小、斜视、眼疼或完全失明。所以，凡是孕妇想要的，都应该给她。如果她的渴望得到满足，她就会生出一个英勇、强壮和长寿的儿子。

　　我曾问我母亲，她怀我的时候，渴望是不是都被满足了，她耸耸肩说："儿子，我全心全意爱着你……不管怎么说吧。"

* * *

　　古希腊人，甚至诸多大脑中心论者，仍然相信情感包含在心里。[2]公元前8世纪，荷马在《伊利亚特》中写道："有人把事情藏在心里，嘴里说另一件事情，在我看来像冥王的大门那样可恨。"①赫拉克利特在公元前500年写道："人的心灵难与激情搏斗，因为它以灵魂购买所欲。"②心是爱、勇气和生命本身的核心，不仅对人类来说是如此，对诸神也是如此。

阿波罗看到厄洛斯（爱神，古罗马神话中称为丘比特）摆弄弓箭，就跟厄洛斯说，弓箭应该交给像他这样强大的战神来用。愤怒的厄洛斯爬上帕纳索斯山，放出两支箭。一支是锋利的金头箭，刺穿了阿波罗的心脏，他爱上了河神佩涅斯的女儿——水泽仙女达芙妮。另一支是滞钝的铅头箭，刺穿了达芙妮的心脏，使她心中对爱情产生强烈的厌恶。阿波罗执着地追求达芙妮。为了摆脱他，达芙妮向父亲求助。佩涅斯为了不让阿波罗抓住她，把她变成了一棵芳香的树，即月桂树。

荷马时代（公元前12世纪—前8世纪）的希腊人教导说，人体内有两个灵魂，试图以此来解决心脑二分的问题：一个是作为永生灵魂的精神（psyche），一个是控制情绪冲动和欲望的血气（thymos）。荷马认为精神位于头部，而血气位于心脏。除了产生愤怒和欲望，心脏还是勇气和胆量的源泉。在荷马的《伊利亚特》中，当埃阿斯责备阿喀琉斯时，阿喀琉斯回答道："我的心充满愤怒。"

对早期希腊人来说，心与爱是相通的。诗人萨福在公元前7世纪生活在莱斯博斯岛。她被女弟子簇拥着，写下了这样一首充满激情的诗："好似山风／摇撼一棵橡树／爱情摇撼我的心。"

---

① 《伊利亚特》，罗念生、王焕生译，人民文学出版社，2003年，第199页。——译者注
② 《赫拉克利特著作残篇》，楚荷译，广西师范大学出版社，2007年，第96页。——译者注

* * *

柏拉图是苏格拉底的学生，与其说他是科学家，不如说是哲学家。在《理想国》中，柏拉图写道："专心于求真者，方可称哲学家。"柏拉图认为，人类是由一位神圣的造物主创造的，他在每个人身上都安放了一个永生的灵魂和两个有生灭的灵魂。柏拉图认为头部支配身体，他是一个大脑中心论者。

在《蒂迈欧篇》中，柏拉图说永生的灵魂是人体的统治者，另外两个有生灭的较低等灵魂位于心脏和胃部。炽热、跳动的心脏主宰愤怒、骄傲及忧愁。它是情欲的源泉，而大脑则是真爱的源泉；凡人灵魂中主导饥饿和身体机能的部分位于胃部。神奇的是，公元前4世纪，就有这样一位古希腊人描述了今天许多人接受的事实：大脑负责人的逻辑思维和意识，而心脏是情感的储藏所。"科学家"柏拉图将心脏描述为"血管的总汇和血液的源泉"。他写道，肺给心脏降温，这样精神才能更好地遵循理性而非热烈的情感。

古罗马人采纳了柏拉图的灵魂三分说，并以盖伦的理论为主要依据。[3] 几个世纪以来，这些学说传播到其他社会文化群体之中，而心脏仍然是情感的家园。心脏即便不被视为永生灵魂的所在，也一直是人体内承载爱与欲望、愤怒与忧愁之地。此后，在整个东西方，这一信条保持了1500年不变。

老普林尼是古罗马军事指挥官，也是西方古代百科全书代表作《博物志》的作者，于公元79年去世。在维苏威火山爆发时，他试图乘船救援朋友和家人，却不幸遇难。他写过一句很有名的话："心所在处即是家。"和同时代人一样，他也认为心承载着一个人对家庭和亲人的爱，人总是把家安放在自己的生命中，在自己的心中。

第五章

古人对有形心脏的理解

心脏是一团非常强壮的肌肉。

——希波克拉底，公元前5世纪

公元前700年左右，古希腊人开始行医。[1]在此之前，受古埃及人理论的影响，他们认为疾病是神的天罚。克罗顿的阿尔科迈翁（公元前600年）是毕达哥拉斯的学生，是希腊最早的医学作家之一。他可能是第一个对活人和死人展开解剖学研究的希腊人。阿尔科迈翁根据自己的实验观察，认为大脑是心理和思想在人体中的位置，是感觉之所在。

和阿尔科迈翁一样，大多数古希腊人都是大脑中心论者（亚里士多德是一个主要例外）。例如，一个人可能被打晕（头部的精神会受影响），而身体仍然活着（心脏中的血气维持着身体机能）。这让许多古希腊作家误认为，血管的起点是头部而不是心脏。这些血管将元气（pneuma）带到身体其他部位，包括心脏。

古希腊医生认为心脏是个火炉。心脏停止跳动之后，身体不是会变凉吗？心脏由来自大脑的元气和血液提供燃料，由呼吸扇动，产生身体的热量。

* * *

希波克拉底常被称为医学之父。医生从医学院毕业时，要宣读希波克拉底誓言，承诺"不伤害他人"。希波克拉底创办了一所医学院，他是第一个提出疾病乃自然现象而非天罚的医生。他将医学确立为一门有别于宗教和哲学的专业学科。

《希波克拉底文集》是由大约六十篇古希腊论文组成的合集（公元前5世纪—公元2世纪），与希波克拉底及其学说有关。《文集》中有一篇《论心脏》，首次记录了心脏在解剖学方面的细节。根据希波克拉底的学说，心脏近似锥体，呈深红色，由一层光滑的膜囊包裹，也就是今天所说的心包。心包由液体润滑，这种液体也能帮助吸收心脏的热量（也就是心包液，想想发动机油或刹车油）。

希波克拉底说，如果把心脏的"双耳"（心房）拿掉，腔室（心室）的微孔就会暴露出来。耳朵的工作原理与铁匠的风箱相同。随着耳朵的舒张和收缩，空气被吸入和排出。心脏的"耳朵"具备这一功能，这一点可以从以下事实看出：心脏搏动时，"耳朵"会随腔室的膨胀与收缩而单独运动（心房随心室的扩张而收缩），这就是所谓的心房心室同步。《论心脏》还指出，心脏瓣膜让血液只朝一个方向流动。希波克拉底将心脏瓣膜称为"大自然的杰作"。

《希波克拉底文集》中还有关于如何诊断心力衰竭的最早描述之一。书中这样描述检查心脏衰竭和肺部积水的过程："把耳朵贴在胸口听一段时间，可以听到里面类似醋的沸腾声。"希波克拉底可能还是描述心源性猝死的第一人，他说："无明显原因经常严重昏厥的人，会突然死亡。"这种死亡是心脏功能丧失所致，通常是由危险的心律失常引起的。它是导致美国人自然死亡的第一大原因。

基于阿尔科迈翁的研究，希波克拉底认为，智慧的所在地是大脑而不是心脏。然而，亚里士多德赢得了这场争论，大多数西方文明都认为心脏是人体内灵魂的所在，直到现代。

* * *

亚里士多德是第一个详细描述心脏腔室的古希腊人，不过他观察到的是三个而不是四个。他认为右边腔室（可能是右心室）血液最多，温度最高。[2]左边腔室（可能是左心房）血液最少，温度最低。中间腔室（可能是左心室）血液最纯，最稀，血量居中。亚里士多德认为右心房不是心腔，而是一条进入心脏的充血静脉。

我们现在知道，这些看法是不对的。亚里士多德为解剖而杀死动物的做法，可以解释他观察到的每个心脏腔室的血量差异。他一般会先勒死动物，这导致静脉与心脏右侧充满深色血液，而左侧的血液则被排干了。

亚里士多德认为心脏是血管系统的中心，这一看法是正确的。他在《论动物的组成》中写道："血管系统就像菜园中修筑的水渠，始于同一个源头（心脏），衍生出众多的分支，将水输送到菜园的每一块土地。"亚里士多德认为，大脑就像散热器，可以冷却炽热的心脏。他认为，相比简单的动物，例如昆虫，更复杂、更有理性的动物会产生更多热量。因此，人类需要硕大的大脑来冷却他们炽热又充满激情的心脏。

* * *

从公元前4世纪到公元7世纪，埃及的亚历山大城是希腊的文化中心。公元前331年，亚历山大大帝建立了这座城市，后来由托勒密家族统治，而托勒密是亚历山大的部将。早在公元前3世纪，医生就开始在亚历山大城做人体解剖。这里甚至允许活体解剖，也就是在人们还活着的时候对他们做可怕的解剖处理。这通常是对罪犯的惩罚。亚历山大城融合了埃及文化与希腊文化，埃及人在防腐操作中也需要剖开身体，取出器官，所以人体解剖的做法在这里是可以接受的。

卡尔西登的希罗菲卢斯（公元前335—前250年）和喀俄斯岛的埃拉西斯特拉图斯（约公元前330—前250年），是两位在亚历山大城执业的著名医生。他们首先将希波克拉底称为"医学之父"。罗马医生奥卢斯·科尼利厄斯·塞尔苏斯（公元前25—公元50年）在他写于公元1世纪的医学专著《论医学》中，这样提到希罗菲卢斯和埃拉西斯特拉图斯：

> 此外，由于疼痛和各种疾病都发生于身体更内部的器官，他们认为，如果对这些器官一无所知，就无法给出治疗方法。因此，有必要剖开死者的身体，仔细检查其内脏和肠道。他们认为，到目前为止，希罗菲卢斯的做法最好。国王把监狱的罪犯交给他们，他们把还没死亡、仍有呼吸的罪犯开膛破肚，观察大自然预先隐藏起的部分。[3]

希罗菲卢斯被誉为解剖学和生理学之父，他认为，为了医学研究，人们需要通过人体解剖来了解人体。希罗菲卢斯是最早开始公开解剖的人之一。他由此发现了神经系统，进而认定思维器官是大脑而不是心脏。他是大脑中心论者。

希罗菲卢斯也是区分动脉和静脉的第一人。他注意到，尸体的静脉排干血液后就会塌陷，但动脉却能保持柔韧。然而，希罗菲卢斯错误地认为，动脉扩张会从心脏吸入元气，而动脉收缩会推动元气和一些血液向前流动，从而产生脉搏。埃拉西斯特拉图斯是希罗菲卢斯的弟子兼合作者，他的看法和循环论非常接近。他推测，动脉与静脉之间一定存在连接点，但它太小了，所以人们看不到。这比威廉·哈维发现血液循环早了1800年。

埃拉西斯特拉图斯还认为，人体的指挥器官是大脑而不是心脏，这与亚里士多德不同。他最先提出心脏并非灵魂的所在，而仅仅是一个负责加热身体的器官。

埃拉西斯特拉图斯在叙利亚国王塞琉古（公元前358—前281年）的宫廷里住过一段时间。国王的儿子安条克病了，日益消瘦。埃拉西斯特拉图斯为王子做了检查，没有发现任何问题。但有一天他注意到，当王子的继母斯特拉托尼丝走近时，王子的脉搏开始加快，皮肤也开始发烫。埃拉西斯特拉图斯把诊断结果告知国王，这位70岁的国王与妻子分居，并让她和安条克成婚，王子的"心病"从此便治愈了。

* * *

希腊人将解剖学确立为研究心脏和身体运作的合法方式。罗马帝国崛起后，这些解剖学研究并未中断，尽管多数是由移居到那里的希腊人完成的。最著名者当数盖伦，公元2世纪，他在《论人体各部分的作用》中写道："心脏是一块硬肉，不易受伤……论硬度、张力、总体力量与抗损伤性，心脏的纤维远超其他所有器官。因为没有哪个器官能像心脏那样持续且有力地运动。"[4]但问题依然存在：容纳情感、记忆和思想的，是头脑还是心脏？

古罗马人认为，心脏支撑着生命，寄托着人的爱。罗马作家奥维德（公元前43—约公元17年）写道："纵使阿斯克勒庇俄斯亲自涂抹草药，也无法治愈心的伤口。"阿斯克勒庇俄斯是罗马的医神，他那根缠绕着蛇的手杖，今天被视为医学的象征。爱神维纳斯有儿子丘比特协助，用他的箭瞄准恋人的心。

古罗马人认为疾病是神的惩罚。[5]医生不受待见。与希腊医生不同，罗马医生被禁止解剖尸体，所以他们对心脏和身体的了解有限。

公元前30年左右，罗马人征服了亚历山大城，埃及统治者克利奥帕特拉和马克·安东尼自杀。罗马人开始了解希腊人的医学知识和解剖学研究，主要是希罗菲卢斯和埃拉西斯特拉图斯的著作。罗马人俘虏了医生，将他们带回罗马，先是充作战俘，后来放任不管，于是这些医生开始在罗马赚钱谋生。

罗马人很快开始接受希腊的医学和科学思想，但在心脏和血管系统的理论方面，他们几无进展，直到希腊人盖伦在公元162年移居罗马之后才有所改观。他提出的心脏和人体学说后来被天主教会奉为圭臬，使他成为3世纪至17世纪西方医学中最重要的人物（没错，长达1500年）。

盖伦曾在亚历山大城花了一段时间解剖动物和人类，成了一名解剖学专家。他获准解剖被绞死的罪犯。他也是角斗士们的医生，可以想见，面对奄奄一息的角斗士，盖伦能从其暴露的伤口中得到多么真实的解剖学知识。盖伦写道，角斗士的伤口是"身体之窗"。盖伦很快成为罗马的名人。他会在公众场合解剖或治疗病人，以换取金钱。由于他声誉渐长，皇帝马可·奥勒留选他做了御医。

盖伦批判性地阅读了先前的希腊医学著作。他通过实验来证明或反驳已有的关于心脏和血管的理论。他特别欣赏希罗菲卢斯和埃拉西斯特拉图斯的著作，但也喜欢给他们纠错。在《论身体各部分的作用》中，盖伦说："心脏虽然看起来像肌肉，却明显与肌肉不同。因为肌肉的纤维只向一个方向发展……而心脏既有纵向纤维也有横向纤维，还有第三种斜向发展的纤维，以一定角度倾斜。"[6]

盖伦这一重要发现，如今是现代心脏科学研究的热点。大多数人都知道，心脏（左心室）以同心的方式舒张和收缩，将血液排到身体各处，这可以类比气球的膨胀和收缩。但心脏在收缩的同时也会扭曲，以最大限度地发挥泵的功能。就像一条湿毛巾，你必须拧，而不只是用手挤压，才能把多余的水弄出来。这些心肌纤维朝三个不同方向发展，充分发挥心脏的收缩功能，从侧面、顶部和底部挤压，并一起扭曲。

我们现在知道，盖伦的心脏理论有很多是错误的。他认为，两个心室之间的肌肉隔膜上有小孔，让血液在心室之间流通。他认为动脉携带元气（混有一些血液的空气，在人体内产生精气），这也是错误的。盖伦认为，在身体运作方面，心脏不如肝脏重要。他错误地认为，食物经消化后从肠道到达肝脏，然后转化为血液。他推断血管的源头是肝脏，而不是心脏。血液到达心脏后，被输送到身体各部位，然后转化为肉。

　　盖伦和他的前辈（如亚里士多德）一样，认为左心室的主要功能是为身体其他部分提供热量，他把左心室比作煤炉（心脏没有被比作泵，因为当时泵还不存在）。吸入的空气是用来冷却心脏的固有热量的。但是，关于心脏如何运作，盖伦的描述确实相当准确。他观察到冠状血管系统为心脏提供血液。通过亲手解剖动物，他还指出，不是所有动物的心室数量都一样，比如鱼类就只有一个心室。

　　在接受埃拉西斯特拉图斯关于动脉和"静脉树"（今称毛细血管）存在联系的理论之前，盖伦做了实验。他杀死动物，并切断它们的大动脉令其"大出血"，从而形成了空静脉和空动脉，以此证明了它们的联系。他还观察到，几乎所有动脉旁边都有静脉，所以它们很可能是相连的。可惜在探索血液循环系统的过程中，他没有依循逻辑更进一步。他继续相信普拉克撒哥拉斯传授给希罗菲卢斯和埃拉西斯特拉图斯的知识：动脉主要将元气（空气）输送到身体其他部位。

　　盖伦观察到，胎儿的血液从胎盘里母亲的血液中吸收空气，这些含有空气的血液绕过胎儿的右心和肺脏（在未出生的孩子身上还没开始发挥作用），通过心房之间的一个微孔直接进入左心，然后进入胎儿的动脉。他进一步观察到，胎儿出生后，这个孔会关闭，血液流动的路径会转换，先通过胎儿的右心和肺脏，然后到达左心。有人可能会好奇，盖伦究竟是如何发现这些现象的？这么一想，让人有些不寒而栗。

　　盖伦在《论受影响的部位》中写道："支配身体的主要因素有三个。研究表明，心脏是主要器官，而大脑是身体各部位的感觉与运动的最重要来源，肝脏则控制着营养系统。死亡源于心脏的体液失衡，因为身体所有部位都随心脏一起恶化。"[7]尽管盖伦非常崇拜亚里士多德，但他的理论还是建立在柏拉图的灵魂三分说之上。大脑开始接管心脏的部分功能，但不是全部。运动和感觉功能存在于大脑，而心脏仍然是代表情感的灵魂之所在。

通过人体实验，特别是心脏及其瓣膜，以及动脉和静脉树的实验，盖伦彻底改变了古人对解剖学和生理学的理解。但他的错误理论也延续了下来，其中包括：连接左右心室的心间隔有微孔；肝脏从食物中产生血液，是人体动脉的源头；心脏和血管的功能是将元气散布到全身；代表情感的灵魂位于心脏。盖伦的许多理论直到17世纪还在发挥影响，因为在公元476年罗马帝国灭亡后，大部分西方文明和医学知识陷入了黑暗时代。之后的1500年里，关于心脏和血管系统的科学理论几乎毫无进展。

第六章

古代的心脏病

虽然人们普遍认为动脉粥样硬化是一种现代疾病，

但它在前现代的人类中就已存在，

这提高了人类易患该疾病的可能性。

——兰德尔·汤普森等，2013年

我们认为心脏病发作是一种现代疾病。我们现在活得更久，吃得更多，运动得更少，变胖，患糖尿病，还吸烟。结果，我们出现了动脉粥样硬化，这是由于胆固醇斑块积聚在为心肌提供营养的血管（冠状动脉）的内壁上。当然，我们可以假设五千年前远古祖先的生活方式非常不同，没有患动脉粥样硬化的风险。

但他们确实有这种风险。

古埃及法老麦伦普塔死于公元前1203年，终年约70岁，他患有动脉粥样硬化。[1]2009年，研究人员对开罗的埃及国家博物馆的20具木乃伊做了CT扫描，麦伦普塔是其中之一。研究显示，有16具木乃伊的动脉和心脏仍然可见，其中9人患有动脉粥样硬化（比例高达56%！）。

对世界各地不同文明的木乃伊开展的一项更广泛研究表明，动脉粥样硬化在古代人中并不罕见。[2]在这项研究中,工作人员对137具木乃伊做了全身CT扫描,它们的时间跨度超过四千年,来自4个饮食习惯不同的地理区域:76人是高脂肪饮食的古埃及人;51人是吃玉米和土豆的古秘鲁人;5人是美洲西南部普韦布洛人的祖先,他们四处觅食,也种植作物;5人是阿留申群岛的阿留申人,他们靠狩猎与采集过活。CT扫描发现,34%的木乃伊存在动脉硬化。死亡时估计超过40岁(在当时算是老年了)的木乃伊中,半数患有动脉粥样硬化。研究报告的作者提出,动脉粥样硬化"要么是引起衰老的基本因素,要么是未知的某些东西,而这些东西是导致动脉粥样硬化的原因"。作者推测,频繁的感染可能导致古代人患有慢性炎症。慢性炎症会导致胆固醇堆积在动脉壁上,从而造成动脉粥样硬化。古代人还经常用明火做饭与取暖,可能经常吸入烟雾。

1991年,在阿尔卑斯山位于意大利部分的蒂森约克山口(Tisenjoch Pass),人们发现了保存时间长达5300年的冰人奥茨。对他的DNA研究显示,他患冠状动脉粥样硬化性心脏病的风险很高。[3]冰人的DNA显示了几个与现代人的动脉粥样硬化有关的单核苷酸多态性(单个DNA构建块的变化)。但冰人并非死于心脏病发作。事实上,他是被箭射中背部而死的。他的同时代人也不可能以这种方式死亡。古代人的寿命比我们现代人的寿命要短得多,他们不太可能在"老年"时死于心脏病发作。但它就藏在我们的DNA中!随着文明发展,处于社会顶层的古代人吃的食物超过了维持生命所需,变得更加懒惰和肥胖,最终死于心脏病发作和心力衰竭,只是他们还不知道那就是心脏病罢了。

古埃及人描述了我们现在所知的心脏病发作的症状(随胸痛到来的死亡),古希腊人描述了心力衰竭的症状(呼吸急促、泡沫痰、腿部肿胀，紧接着是死亡）。然而，没有任何文字表明古代社会曾将这些痛苦与心脏相关联。这类症状未能与心脏病建立联系的情况，将持续1500年之久。当文明走出黑暗时代，被文艺复兴的光芒照亮，这种联系才被人发现。

第二部分

心脏陷入黑暗
又走进光明

第七章

黑暗时代

众人更多地从外部折磨自身，但在神明面前少有进展，

因为神明鉴察的是心灵而非事功。

——中世纪法国哲学家、神学家彼得·阿伯拉尔，

约1140年

如今众人皆认为，就生命的行为和力量而言，灵魂位于心脏。

因此，心脏必须是所有神经和血管的起源，

灵魂通过这些神经和静脉，完成其在各部位的运作。

——阿尔伯图斯·马格努斯，即大阿尔伯特，

《论动物》，1256年

欧洲的中世纪，或称黑暗时代，始于476年（西罗马帝国灭亡），结束于1453年（君士坦丁堡陷落）。在这一时期，天主教会征服了生活的方方面面，包括关于身体和健康的观念，医学和解剖学的发展也陷入停滞。人们的生活条件恶化，麻风病等流行病一再暴发。教会宣称，流行病和疾病是愤怒的上帝惩罚人的罪所造成的。唯有医治灵魂

才能治愈身体。医生帮不了你，你只能寄望于神父。这一广布的教义，在1000年里让医学或与心脏和身体相关的知识无法取得任何进步。

天主教会认为，盖伦和亚里士多德（两人都不是基督徒）关于心脏和身体的学说，是唯一可接受的人类解剖学和生理学真理。[1]在整个中世纪，盖伦的著作被奉为圭臬，没有受到科学发展的挑战。教会搜查并销毁了其他科学家和医生的著作，希腊和罗马人关于心脏和身体的知识在这一时期湮没无闻。

亚里士多德发现，心脏是胚胎中最早形成的器官，教会宣称这一定是上帝安置人灵魂的地方。灵魂居住于心脏，直到人死后才通过嘴巴离开。中世纪的基督徒认为，上帝居住在人的心脏里，并在其内壁上做记录。心脏是一块"肌肉版"，人的每一个或慷慨或悭吝的举动和想法，都会被上帝记录在心上，在人死后重新审查。

上帝也通过信徒的心与他们交流。正如《圣经·哥林多后书》第三章2—3节所写："你们明显是基督的信，借着我们修成的。不是用墨写的，乃是用永生神的灵写的。不是写在石版上，乃是写在心版上。"在中世纪基督徒看来，心脏是永恒灵魂的所在。人的心脏停止跳动后，灵魂就会离开身体，要么去天堂，要么去地狱。灵魂去往何方，取决于其心壁上记录的内容。在中世纪，你要是心脏疼痛，就只能寄望于家庭疗法（要想让灵魂更快得救，可以向教会捐钱），如在胸部涂抹由芸香和芦荟制成的油、在蒸汽浴中吃盐渍萝卜，或者吃用牛奶煮的鸟蛤（有心形外壳的双壳软体动物）。

"心智"（mind）一词源于"记忆"的概念，最终与灵魂的概念重合。亚里士多德认为，心智、感觉和情感等认知能力都位于心脏。盖伦最终采纳了新柏拉图学派的学说，将理性和不朽的灵魂置于大脑，将情感的灵魂置于心脏。这些观点受到教会推崇，在欧洲的黑暗时代一直很有影响力。

* * *

　　传说圣徒的心脏在死后被切开，竟发现里面有他们对上帝和耶稣的爱的证据，这类故事有很多，且广为流传。[2]蒙特法尔科的圣基亚拉（Santa Chiara da Montefalco）也被称为"十字架上的圣克莱尔"，她是奥古斯丁修会的修女，在1294年陷入了数周的狂喜之中。她看到疲惫不堪的耶稣背着十字架，便伸手去帮助他。耶稣对她说"已找到一个可以托付我的十字架的人"，然后将十字架植入她心中。她死后，心脏被四个修女取出，她们在里面发现了一个十字架和一根鞭子。巴蒂斯塔·皮尔吉利乌斯（Battista Piergilius）在《蒙特法尔科的修女基亚拉的生平》（1663年）中记载了这一情况："她们看到心脏是凹进去的，分成两部分，只有周身是完整的。接着，弗兰西斯卡修女在某个部分摸到一根神经。她把它抽出来，她们惊讶地发现那是个十字架，是肉做成的，隐藏在一个与十字架形状相同的空腔里。玛格丽塔修女目睹此景，大喊：'神迹，神迹。'"[3]

　　经地区主教和一个法学家讨论组确认，克莱尔最终于1881年被封为圣徒。我们现在知道，心室的内壁并不光滑，上面有一些互相交错的肌肉突起，称为心肉柱，它有许多种形状。

　　在11世纪的基督教神学中，心脏的形象开始代表耶稣的心。圣心是一颗被长枪刺穿的火焰之心，由荆冠围绕，顶上是一个十字架，它成了耶稣基督的象征。圣心代表耶稣对人类的爱，经常出现在中世纪的宗教艺术中。

在文化方面，心脏开始有了新的含义。心成为忠诚和真理的象征，并出现在十字军战士的盾牌和家族纹章上（图7.1）。心代表着对家庭的爱或对上帝的爱，它成为中世纪纹章学中最受欢迎的图案之一（图7.2）。

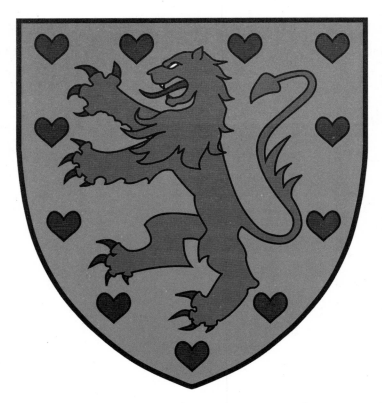

图7.1　吕讷堡公国的纹章，源于吕讷堡公爵，即温彻斯特的威廉（1184—1213年）。他与丹麦的瓦尔德马一世的女儿海伦娜结婚，于是往父亲狮子亨利的纹章上添加了"丹麦色"

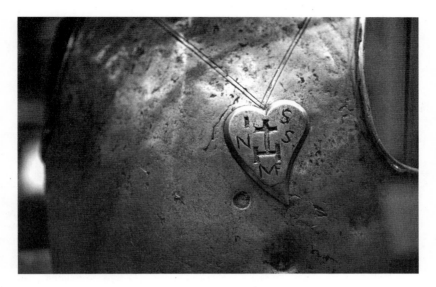

图7.2　马耳他瓦莱塔，大教长宫的骑士纹章

来源：Alexandros Michailidis/Shutterstock

　　11世纪和12世纪，一种奇怪的丧葬习俗在欧洲上层社会（尤其是英国和法国的王室）中流行。这种仪式是由"心脏乃人的精神和道德中心"的观念演变而来。[4]死者的心脏会被取出，与尸体分开，埋葬在一个礼拜场所。我们现在把这种习俗称为"死后去心"。如果一名骑士死于遥远的异国他乡，也许是在十字军东征途中，他的心脏会被送回家安葬。当时的国王和王后，经常命人将他们的心脏与身体分开埋葬于两座大教堂。

　　英格兰的理查一世因作战英勇，赢得了"狮心王"这一绰号。当时的吟游诗人唱道，他把狮子的心脏挖出来吃掉，以获得狮子的勇气。1199年，在围攻法国利摩日附近的沙吕时，理查德被弩箭射中，身负重伤而死，他的心脏与身体分开埋葬。临终前，他要求将他的器官就地埋葬，身体其他部分则埋葬于丰特夫罗修道院。但他希望自己的心脏经防腐处理后，埋葬在鲁昂的圣母大教堂。

加洛韦的德沃吉拉（约1210—1290年）是苏格兰贵族，她的第三子成为苏格兰国王。[5]她的丈夫是巴纳德城堡的约翰·贝利奥尔。贝利奥尔是英格兰国王亨利三世的顾问，在苏格兰的亚历山大三世未成年时是其联合保护者之一，还是牛津大学贝利奥尔学院的遗赠人。贝利奥尔去世后，德沃吉拉取出他的心脏，并做了防腐处理。她把心脏装在一个银雕象牙匣里，带着它到处走，直到她去世。她葬于西多会的甜心修道院，这间修道院是她为纪念丈夫而建的。德沃吉拉下葬时，将丈夫的心脏紧紧抱在胸前。

1270年，法国国王路易九世（圣路易）第二次十字军东征时，痢疾暴发，席卷了他在突尼斯的军队，他因此而丧命。他的大部分内脏被就地埋葬。经烹煮处理尸体得到的遗骨被送回法国。他的心脏被封存于一个骨灰瓮里，放在西西里岛的蒙雷阿莱大教堂。这种"死后去心"的习俗，在苏格兰贵族中一直持续到17世纪，在法国贵族中一直持续到18世纪。1849年，弗雷德里克·肖邦在巴黎因肺结核而奄奄一息时，还要求将他的心脏送回祖国。肖邦下葬前，他姐姐将他的心脏取出，保存在一个装有白兰地的罐子里，秘密运往波兰，埋葬在华沙的圣十字教堂。

* * *

1000年至1200年间，欧洲的情况开始发生变化。欧洲诸君主拥有了更多领地，财富日益增长，宫廷成为文化中心。博洛尼亚、牛津和巴黎等地的大学相继成立。学问和知识再次开始扎根。

参加十字军东征的欧洲人，带回了关于医学和解剖学的阿拉伯文献。这些文献解释了伊斯兰医生在欧洲黑暗时代关于心脏和身体的发现。他们挽救并保存了之前的希腊和罗马医学理论，他们的工作，很大程度上是在这些理论上展开的。假如没有伊斯兰世界对希腊和罗马医学文献的翻译，像医学之父希波克拉底的著作，可能已经湮没于历史中了。

13世纪的思想家，通过研究当时人们重新发现的亚里士多德著作，发展了复杂的心智和灵魂学说。德国天主教多明我会修士兼哲学家阿尔伯图斯·马格努斯赞同亚里士多德的心脏中心论，认为心脏是灵魂的所在。这个看法与中世纪的基督教著作是一致的，这些著作指出，心脏是灵魂激情的所在。这个时代的大多数思想家都接受了盖伦的新柏拉图式理论，即理性的灵魂位于大脑，而情感的灵魂位于心脏。心脏仍是人体内理解和感觉之所在。

相比之下，阿尔伯特的学生圣托马斯·阿奎那（约1224—1274年）也研究了亚里士多德的这些著作，他认为心脏指挥着人的运动。[6]阿奎那修正了亚里士多德派心脏中心论者的观点，指出灵魂不在心脏中，而是在身体的形式中。心脏是身体的推动者，但心脏是由灵魂推动的。灵魂是心脏跳动的必要条件，心脏也由灵魂通过其情绪来指挥。

可能是受阿奎那的影响，在贯彻了1000年的教义后，天主教会更新了其对灵魂在身体中位置的看法。法国的腓力四世袭击了罗马并俘获了教皇卜尼法斯八世（后者试图将腓力四世逐出教会）。1311年，腓力四世下令召开维埃纳会议，指示新教皇克雷芒五世撤销教皇对圣殿骑士团的支持。会议的第一项法令宣布，灵魂不再居住于心脏，而是寄存于全身："为使所有人都能了解信仰的纯粹，并摒除一切谬误，我们规定，凡捍卫或坚定认为理性或智性灵魂在本质上不是人体形式的人，都将被视为异端。"心脏开始失去其作为灵魂家园的地位。从12世纪开始，学术中心在整个欧洲陆续建立起来，人们不再像之前那样恐惧因违逆教会教义而犯下异端罪，科学家开始将认知功能与大脑相联系。

在欧洲进入黑暗时代的同时，其他文化族群也对心脏及其在生命和死亡中的重要性有了各自的观念。受希腊人和罗马人早期学说的影响，伊斯兰医生和科学家提出了关于心脏解剖学的理论，以及它在人体中的作用（包括物理方面和形而上学的方面）。与此同时，北方的维京人崇尚"冷"心脏，而中美洲人则常用"热"心脏作为祭品，来安抚神灵。

第八章

黄金时代

你的心知道路。朝那个方向前行吧。

——鲁米

心是一把

千弦琴

能与之相和的唯有

爱。

——哈菲兹

欧洲陷入黑暗时代长达千年，在解剖学和医学方面没有取得什么重要进展，与此同时，伊斯兰思想家却拓展了古希腊、罗马人的理论。[1]他们复制了欧洲天主教会销毁的古代医学文献，包括希波克拉底、亚历山大城的希腊医生和盖伦的著作。如果没有伊斯兰学者和医生，公元400年以前的心脏和医学知识可能已经失传，欧洲文艺复兴的肇始也会缺乏过去积累的知识基础。文艺复兴时期的医生和科学家，通过阅读失传已久的文献的阿拉伯文译本，了解了古希腊、罗马的医学知识。

早期伊斯兰教徒认为，心脏是情感、意欲和知识的中心。同时，《古兰经》和《圣训》记载了关于心脏和心脏疾病的生理学和解剖学知识。心脏病被认为与负面情绪（如愤怒或恐惧）或精神缺陷（如犯罪或无信仰）有关。

伊斯兰医生研究了古希腊人和罗马人的早期著作，研习并挑战那些关于心脏的理论。他们引入了医学院附属医院的概念，在那里，男性和女性都可以行医。[2]

* * *

波斯医生和哲学家阿布·贝克尔·穆罕默德·伊本·扎卡里耶·拉齐（约865—925年），在西方被称为"拉齐斯"，所著《儿童疾病》（*The Diseases of Children*）是第一本将儿科视为独立的医学领域的专著。[3]他最先发现发烧是一种防御疾病和感染的机制。

拉齐是第一个使用"猝死"一词的医生（1000多年前）。他观察到，心脏是晕厥（失去意识）和猝死（因心脏功能丧失而死亡）的原因。我们现在知道，这是由危险的心律失常引起的，它是全世界自然死亡的第一大原因。拉齐写道："心脏收缩但不放松的时候，就会发生猝死。"

拉齐接着解释说："心脏有几种不良征象：动脉阻塞，开口阻塞和肿胀，然后是脉搏失常，心跳加速，随之晕厥。"[4]在这句话中，拉齐描述了我们现在所知的冠状动脉粥样硬化性心脏病、心脏瓣膜狭窄、心力衰竭、危及生命的心律失常。然而，拉齐在其《精神医学》

（*Spiritual Medicine*）一书中，沿用了柏拉图和盖伦的灵魂三分观：食欲（包括感官欲望）位于肝脏；有活力、热血的灵魂（比如情绪）位于心脏；理性或神圣的灵魂位于大脑。

* * *

阿里·伊本·阿巴斯·马朱西（Ali ibn al-'Abbas al-Majusi，约925—994年），在欧洲被称为"哈利·阿巴斯"，是波斯国王阿杜德·道莱的御医。他是巴格达的阿杜德医院的创始人，他在那里写了《医术全书》（*The Complete Book of the Medical Art*）。马朱西驳斥了亚里士多德和盖伦的一些理论。在动静脉系统的问题上，马朱西根据其厚度和功能，对动脉和静脉做了区分。他是最早提出动脉和静脉系统之间存在联系的人之一。他在《医术全书》中写道："非搏动的血管（静脉）内有一些微孔，可以通往搏动的血管（动脉）。"这比毛细血管的发现早了近700年。

* * *

伊本·西拿（980—1037年）被欧洲人称为"阿维森纳"，是一名波斯医生、天文学家和哲学家。他在欧洲被称为"医中之王"。其主要著作《医典》完成于1025年，是六个多世纪以来伊斯兰和欧洲学者的主要医学参考书。在另一部著作《心脏病治疗药物》（*Book on Drugs for Heart Diseases*）中，伊本·西拿讨论了呼吸困难（可能是急性心力衰竭）、心悸和突然失去意识（晕厥）的治疗方法。他是已知的第一位建议人们定期锻炼和健康饮食以预防心脏病的医生。

在心脏的解剖学知识方面，伊本·西拿取得了巨大进步。他认识到来自心脏左侧的动脉（主动脉及其分支，被称为"大血管"）的源头，并确定了左心室壁（厚）和右心室壁（薄）之间的差异。此外，他还描述了心房和心室收缩的时间差异（心房心室同步）。不过遗憾的是，他写道，人的胸毛数量和浓度与其心脏强度有关。

伊本·西拿在《医典》中写道："心脏是所有人体机能的根源，它将营养、生命、认知和运动的能力赋予其他部位。"他认为，为了管理身体，灵魂以心脏为中介，指挥其他器官并产生身体的热量。

和盖伦一样，他写道，心脏能产生一种"固有热量"。他认为这颗炽热的心脏掌控和指挥着人体其他器官，这和古代中国人的看法一样。他认为大脑中存在五种内在感官：常识、视觉、想象、估测和记忆。这些内在感知的指挥者是无形的心智（自我），这一概念与现代人关于灵魂的观点并没有什么不同。

* * *

大马士革的伊本·纳菲斯（1213—1288年）对盖伦和伊本·西拿关于心脏的一些假设提出了疑问，尤其是"左右心腔之间的隔膜上有看不见的微孔让血液流过"的观点。

通过解剖动物（他不喜欢解剖人的遗体，因为这与《古兰经》的教义相抵触），他提出了肺循环的存在。在专著《阿维森纳〈医典〉解剖学注》（*Commentary on Anatomy in Ibn Sina's Canon*，1242年，对开本46页）中，他写道：

血液在右心腔被提炼后，必须输送到左心腔，在那里产生（生命）精气。但这些腔体之间没有通道，因为在这一区域（心脏间隔），心脏很厚实，既没有一些人认为的可见通道，也没有盖伦所说的允许血液输送的看不见的通道。

伊本·纳菲斯认为冠状动脉为心肌提供动力，这与盖伦"心脏从心室流动的血液中获得营养"的观点相矛盾。他还对亚里士多德"精神机能（认知、感觉、想象和运动）源于心脏"的理论提出了疑问。他主张，大脑和神经比心脏和动脉冷，所以从逻辑上来说，精神机能应该来自大脑。

* * *

欧洲在黑暗时代萎靡不前，伊斯兰学者和医生却在古希腊人和罗马人著作的基础上有了新的发现，推进了人类对心脏和身体的认识，促进了对心脏和医学运作机理的了解。欧洲人走出黑暗时代时，研究了这些医学知识，认识到了伊斯兰学者的贡献的重要性（还记得吧，他们把伊本·西拿称为医生之王）。

在杰弗雷·乔叟所著《坎特伯雷故事》（约1400年）的"总引"部分，一位从伦敦前往坎特伯雷大教堂的朝圣者（医生）就对拉齐、马朱西、伊本·西拿，以及希波克拉底和盖伦等历史上的医学家十分熟悉。

第九章

维京人的冷心

手持血腥的利剑，

威廉跨海而来：

如今以冷酷之心和染血之手，

执掌英格兰的土地。

——斯诺里·斯图鲁松《挪威列王传》，1230 年

在中世纪的北欧，维京人十分重要。维京时代从 8 世纪延续至 11 世纪，其特征是大规模的迁徙和追逐商业利益的风气——好吧，还有一些掠夺行径。《挪威列王传》由冰岛诗人和历史学家斯诺里·斯图鲁松于 1230 年撰写，是一部关于 9 至 12 世纪挪威和瑞典国王的传记故事集。[1] 本章题词说的是诺曼国王征服者威廉。

威廉有一颗"冷"心，这是维京人对他的赞美。战士的心脏越小越冷，他就越勇敢。懦夫的心脏又大又热，还会颤抖；勇者的心脏则小而冷，也很坚定。在古挪威语中，"hjarta"一词可以指实际的心脏，也可以指作为情感所在的心脏，还可以像在"hardhearted"中一样，表示勇敢或勇气。

在北欧英雄诗歌《阿特利之歌》（*Atlakvitha*，11世纪）中，勃艮第国王龚特尔和他的兄弟霍格尼被匈奴国王阿特利的手下俘虏。阿特利想得到他们藏着的宝藏，让龚特尔说出宝藏的位置。

龚特尔回复道：

> 务必先把霍格尼的心脏交到我手上。

阿特利同意了，他们把一颗心脏放到盘里拿给他。

> 我面前是懦夫夏德利的心脏，它与勇士霍格尼的心脏不同，因为它躺在盘里仍簌簌颤动，比在胸膛里跳得还快出许多。

他们又回去取勇士霍格尼的心脏。

> 然后他们取出勇士霍格尼的心脏，霍格尼纵声大笑，未流一滴眼泪。

他们把这颗心脏拿给龚特尔。面对兄弟的心脏，龚特尔如是说：

> 我面前是勇士霍格尼的心脏，它与懦夫夏德利的心脏不同，因为它躺在盘里几乎不再颤动，比在他胸膛时跳得还要慢。

　　于是龚特尔嘲笑他们，因为他的兄弟死了，现在只有他知道那批宝藏藏在何处。他受尽酷刑折磨，仍不透露宝藏的位置。他们束手无策，把他扔进了毒蛇坑，他在蛇坑里弹着竖琴死去了。

　　维京人其实原本是一些农民百姓，只是兼职的武士（不分男女），但他们的理想是拥有勇敢、坚实、冰冷的心。正如北欧传说中的屠龙者西格尔德在《沃尔松格萨迦》（13世纪）中所说：

　　"与敌交战时，坚实的心脏胜过锋利的刀剑。"

　　《贝奥武甫》是一部古英语史诗，讲述的是高特人英雄贝奥武甫的故事。丹麦国王赫鲁斯加的会议厅鹿厅遭到怪物格兰戴尔袭击，贝奥武甫前来帮助。这个故事发生在6世纪的斯堪的纳维亚半岛。在975年（虽然这个故事可能早在7世纪就以口头形式存在了）的最初版手稿中，贝奥武甫如是说：

> 他袭来之时
>
> 我将奉陪到底，绝不骇惧他射出的
>
> 烈焰，最后由命运裁决
>
> 胜利归于谁。我心坚定。
>
> 我手镇静：无须发热的
>
> 言语。

　　到了11世纪末，维京人的王国逐渐基督教化，包括"蓝牙王"哈拉尔治下的丹麦王国和征服者威廉治下的英格兰王国。就这样，维京人最终将他们的冷心换成了"甜美的耶稣之心"。

第十章

美洲人的心脏祭祀

在阿兹特克历法的第五个月托斯卡特尔（Toxcatl，被称为"干涸之月"）期间，一位年轻人会因他的长相而被光荣地选中。他需要有光滑的皮肤、长而直的头发。在接下来一年里，这个人将被当作神一样对待——对，就是字面意义上的神。

他会被打扮成特斯卡特利波卡，也就是夏日与夜空之神的样子，这位神灵可以令庄稼成熟，也可以引发大旱来杀死草木。这个年轻人会被涂黑皮肤，戴上花冠、贝壳胸甲和许多珠宝。他会得到四位美丽的妻子。他只被要求吹着笛子、闻着花香走过小镇，接受人们的敬拜。

12个月过去后，这位被打扮成神的年轻人将走上一座神庙的台阶，爬至塔顶的过程中，他会把笛子都折断。在一群崇拜者的注视下，他躺到一个石制祭坛上。四个祭司抓住他的胳膊和腿，第五个祭司切开他的上腹部，然后把手伸进去，取出他的心脏。他们相信，举起跳动的心脏祭献给上天，太阳和雨水就一定会到来，令庄稼成熟（图10.1）。

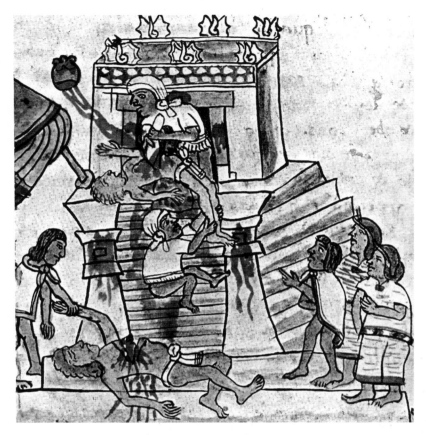

图10.1 阿兹特克人的心脏献祭仪式

来源：Foundation for the Advancement of Mesoamerican Studies, Inc./Wikimedia Commons/Public Domain

之后，他们会再挑选一个幸运的年轻人，在下一年代表特斯卡特利波卡。

阿兹特克人生活的地方在现在的墨西哥中部（1325—1521年），他们认为人体是三个灵魂的临时安放场所，每个灵魂都存在于身体的不同部位。[1]这与柏拉图、盖伦和拉齐的灵魂三分说惊人地相似。托纳力（Tonalli）位于头部，为身体提供理性、元气和生长发育的能量。在睡梦或仪式性的致幻体验中，人的托纳力可以离开身体。特约力亚（Teyolia）位于心脏，是知识、智慧和记忆的来源。与托纳力不同，特约力亚在人活着的时候不能离开身体。特约力亚是人的不朽部分，可以延续到来世。伊西约特尔（Ihiyotl）位于肝脏，控制着激情、情绪和欲望。

阿兹特克人用自己的心来认识神或神圣的能量（teotl）。[2]心脏位于头部和肝脏之间，处在中心位置，可以利用头部的理性和肝脏的激情。这一观点与亚里士多德"灵魂集中于心脏"的推论并无不同。

中美洲的玛雅人（约公元前1800—公元1524年）认为，人类被创造出来是为了滋养和维持神灵的力量。人的血液中含有重要力量，心脏中含有特约力亚，可以加强神的力量。用人的心脏祭祀神灵（纳瓦特尔语称为"nextlaoaliztli"）意味着"献出正当之物"。在心脏祭祀之前和期间，祭司和部族成员聚集在神庙下面的广场上，用刀割刺自己的身体，流出鲜血来祭祀。女人拉绳子穿过自己的舌头，男人刺自己的阴茎，作为献给神灵的小型血祭。

在中美洲许多地方，人祭是很常见的。考古学证据表明，早在奥尔梅克人的时代（公元前1200—公元前400年），心脏祭祀现象就已存在。早期的中美洲文明，如普雷佩查人（公元前150—公元1500年）和托尔特克人（900—1200年），也都经常举行心脏祭祀。

阿兹特克人在12至14世纪崛起的时候，心脏祭祀并不是什么新鲜事。[3]太阳神维齐洛波奇特利与黑暗展开着一场旷日持久的战争，假如黑暗获胜，世界就会毁灭。为了让太阳在天空中正常移动，为了守护庄稼和人类的生命，阿兹特克人必须用人的血和心脏来滋养维齐洛波奇特利。阿兹特克人祭祀维齐洛波奇特利时，人牲会被放在一块祭祀石上。祭司会用黑曜石或燧石刀切入他的上腹部并穿过横膈膜，然后抓住他的心脏，把它扯出来。随后，祭司会把还在跳动的心脏举向天空，作为祭品。阿兹特克人存有很多装满心脏的巨大陶罐，他们将心脏倒入圣井（充满地下水的大天坑），以安抚神灵，并祝谢被阳光普照的庄稼。

心脏被掏出后，人体其余部分将被推下金字塔，推到以月亮女神柯约莎克（Coyolxauhqui）命名的石头上来屠宰。柯约莎克是战神维齐洛波奇特利的母亲（在另一个版本中是其姐姐），屠宰的过程再现了她的故事。维齐洛波奇特利因母亲不愿搬离神圣的蛇山而愤怒，于是将她斩首并肢解，吃掉了她的心脏，之后他带领阿兹特克人来到他们的新家园。人牲被肢解的身体部分被交给当初俘虏他的武士，而武士会将其作为祭品送给重要的人，或者自己用这些人体残块举行食人仪式。据估计，在14世纪阿兹特克帝国的首都特诺奇蒂特兰，每年会举行超过15000场祭祀。

更令人毛骨悚然的是，最近在秘鲁的一次发掘发现，奇穆王国（1000—1400年）在洪水泛滥后的一天内，人们挖去了140多个6至14岁儿童的心脏。[4]他们认为有必要举行大规模杀戮儿童的仪式，这样就可以用儿童的心脏安抚神灵，让降雨停止。最近一次挖掘又发现了另外132名儿童的心脏曾被挖去做祭品——这种情况发生过不止一次了。

佩德罗·德·阿尔瓦拉多（1485—1541年）是已知唯一参与过征服阿兹特克人、玛雅人和印加人的征服者。贝尔纳尔·迪亚斯·德尔·卡斯蒂略在《征服新西班牙信史》（1568 年）中写道：

> 　　阿尔瓦拉多抵达那几个村子时，村里人已在当天离去，
> 他在几处神庙见到几个被杀了来祭神的成年人和少年的尸体，
> 神庙的墙上和供奉偶像的祭坛上沾满鲜血，牺牲者的心脏供
> 在偶像前；他们还见杀人时垫在底下的石块和剖胸取心用的
> 燧石刀。佩德罗·德·阿尔瓦拉多说，他们发现的这些尸首
> 全都没有四肢，据其他印第安人说，四肢都被割去吃了。我
> 们的兵士见到如此惨象，一个个惊骇不已。杀人祭神的事就
> 不再往下说了，因为从那以后，我们所见的印第安人村落，
> 无一不用人做牺牲。[1]5

　　我们对中美洲人的医学实践知之甚少。他们使用草药来治疗各种疾病，但认为疾病是因神灵不悦所致。

　　1521 年至 1532 年间，美洲前哥伦布时期的本土文化被西班牙人征服，之后心脏祭祀就被禁止了。土著居民被皈依天主教。他们的神成了一位"爱"之神，其象征是一颗燃烧的心，代表耶稣对他们的爱。他们可以践行这种新的代表爱的宗教，但与此同时，他们却被迫作为奴隶为征服者劳作。他们再不能向维齐洛波奇特利献上心脏，这是否就是其预言中的世界末日？起码从隐喻意义上来看是这样。

---

[1]　《征服新西班牙信史》，江禾、林光译，商务印书馆，1997 年，第 88—89 页。——译者注

＊ ＊ ＊

　　哥威迅人居住在美洲的另一端，[6]是美洲最北部的原住民族群。他们猎杀驯鹿已有两万年历史，自称"驯鹿人"，因为他们与驯鹿有着深厚的精神联系。在哥威迅人的创世故事中，他们和驯鹿最初是一体的。人类和驯鹿成为独立的生命时，各自带着对方的一部分心。每只驯鹿都有一点儿人的心，而每个人都有一点儿驯鹿的心，所以人和驯鹿在精神、身体和心理上都有联系。二者了解彼此的习惯，相互尊重，相互帮助，共同生存。驯鹿为人类提供衣食，而人类只取自己所需并保护驯鹿的栖息地。时光飞逝，到了现代，心脏的这种协同关系，如今因为石油钻探对土地的侵占而变得岌岌可危。

第十一章

心脏文艺复兴

随着黑暗时代让位于文艺复兴和地理大发现时代（亦称探索时代），科学家和医生开始质疑存在已久的心脏理论。[1]这些理论主要出自盖伦，还有些来自亚里士多德和希波克拉底，大部分是阿拉伯语译本。但心脏仍然是身体的主要器官，是情感灵魂的家园。

1498年，画家、科学家和发明家列奥纳多·达·芬奇在他的《笔记》中写道："眼泪来自心脏，而不是大脑。"1535年，医生和植物学家安德烈斯·拉古纳·德·塞戈维亚（Andrés Laguna de Segovia，1499—1559年）在《解剖学方法》（*Anatomica Methodus*）中写道："如果愤怒、激情、忧虑、恐惧和悲伤都确实来自心脏，如果仅凭它就带来了羞耻、快乐和欢喜，我又何必多言？"1621年，《忧郁的解剖》的作者罗伯特·伯顿写道："心脏是生命、热量、精神、脉搏和呼吸的所在地和基础，是我们身体的太阳，是人体的君王和唯一的统帅，是所有激情和情感的居处。"这听起来很像古代中国人对心脏的看法。

＊ ＊ ＊

文艺复兴时期的两位主要人物，列奥纳多·达·芬奇（1452—1519年）和安德烈·维萨里（被称为现代解剖学之父），进一步深化了对心脏解剖学的理解，并勾画出如今公认最早的一批精确的心脏绘图。全才达·芬奇是解剖学专家，[2]他与马尔坎托尼奥·德拉·托雷合作，研究并勾画出人体肌腱、肌肉、骨骼和各器官。德拉·托雷是帕多瓦大学的解剖学教授，获准解剖医院的人类遗体。他本打算和达·芬奇一起出版一本书，却在1511年死于瘟疫。在两人合作的日子里，达·芬奇绘制了750多幅详细的人体解剖图，并附有注释。和达·芬奇一样，文艺复兴时期的大多数艺术家都认为解剖是有益于了解人体细节的训练。绘画需要研究人体的三个要素：骨骼的排列、肌肉的分布和排列，以及覆盖在上面的皮肤和脂肪。

当时许多艺术家（如米开朗琪罗）都研究过骨骼、肌肉和皮肤，但达·芬奇还研究了身体内部其他部分，这十分不寻常。他是第一个准确画出心脏四个腔室的人（图11.1）。基于详尽的解剖学研究，人们当时已经有了"心脏分为四个腔室"的正确认知。1535年，西班牙医生和药理学家安德烈斯·拉古纳·德·塞戈维亚写道："心脏只有两个心室，一个在右，一个在左。有些人给心脏增加了第三个腔室，让人云里雾里，我不知何意，除非他们指的是那些室间隔中的微孔。"他显然是在攻击盖伦。

达·芬奇通过实验证明盖伦是错误的，从肺部进入心脏的是血液而不是空气。他还通过实验证明，瓣膜只允许血液朝一个方向流经心室，并防止血液向后渗漏。达·芬奇还第一次提出，主动脉瓣采取的

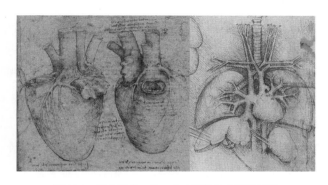

图11.1　列奥纳多·达·芬奇所绘的心脏解剖图
来源：Collection Windsor Castle, United Kingdom. Royal Collection Trust/
© Her Majesty Queen Elizabeth II 2018

关闭方式是通过涡流，也就是血液中的小漩涡，在血液从左心室流出并通过主动脉流向身体其他部位后，迫使瓣膜关闭。他用蜡填充公牛心脏做成铸件，发现了这一点。蜡凝固后，他做了一个模具来重建主动脉结构的玻璃模型，然后通过模型泵送含有草籽的水，并观察草籽向瓣膜旋转回流的情况。这一观察结果直到1968年才再次被证实，当时牛津的工程师布赖恩·拜尔豪斯和弗朗西斯·拜尔豪斯原以为他们最先发现了这一事实，直到发表研究成果一年后，他们才发现达·芬奇早在四百年前就已得出了这一结论。

　　在我们对达·芬奇准确画出心脏的能力给予过多的赞誉之前，有一点需要明白，那就是他并没有明显偏离盖伦的观点。"心脏本身并不是生命的开始，它是由密集肌肉构成的血管，和其他肌肉一样，由动脉和静脉赋予生机和滋养。心脏是如此密实，火几乎伤害不了它。"他认为，心脏的主要功能是产生热量，这是通过血液在心室之间来回流动产生摩擦来实现的。

　　虽然深受盖伦学说影响，但达·芬奇确实有一些新发现，这是1000多年来人类对心脏认知的第一次真正进步。例如，达·芬奇清楚地认识到，动脉和静脉系统的中心是心脏，而不是盖伦所认为的肝脏。他还认为灵魂存在于大脑，具体来说就是第三脑室前部的视神经交叉上方，位于所有感官齐聚的判断之所。他称之为"senso commune"，即常识。

　　达·芬奇也是最先认识到冠状动脉狭窄和堵塞（我们现在所知的冠状动脉粥样硬化）会导致猝死的人。1506年，他观察到一个据说100岁的老人突然平静地死去。达·芬奇做了"一次解剖，以查明如此甜蜜的死亡的原因"。通过解剖，他发现了"增厚的外衣"，即这位老人的冠状动脉变窄，并推断这是老人猝死的原因。因此，达·芬奇可能是历史上第一个将冠状动脉疾病诊断为猝死原因的人。

　　达·芬奇不再处于黑暗时代，他关于心脏结构和功能的发现是1500年来西方对心脏认知的第一次真正进步。然而，在他去世后，他的所有作品都传给了他的学徒和朋友弗朗西斯科·梅尔齐。梅尔齐的后人卖掉了列奥纳多的《笔记》，他的作品有的丢失，有的落入私人收藏家手中。达·芬奇的解剖学笔记和心脏解剖图最终被英国国王查理二世买下，保存在温莎城堡的皇家图书馆，并被遗忘。它们直到1796年才被重新发现和出版，此时他已逝世250多年。

＊　＊　＊

　　安德烈·维萨里是弗拉芒的解剖学家和医生，于16世纪30年代离开比利时，前往威尼斯王国的帕多瓦，[3]那里已经成为西方科学和医学的中心。但当时的解剖演示更像是马戏团或剧院的表演，而不是普及学问与知识的过程。解剖学家从盖伦和希腊人那里获得知识，用这些知识来娱乐大众。维萨里想挑战旧理论，但他需要用尸体来做解剖。维萨里是历史上最专业的盗尸者之一。他偷走绞刑架下的罪犯尸体，还从墓地搬走半埋的尸体。他带学生闯入藏骨堂，偷取尸体。他解剖的案例越多，就越质疑被人们普遍接受的心脏和人体理论。

盖伦的一个理论让维萨里很困扰，那就是"血液通过看不见的微孔从心脏右侧流到左侧"。维萨里研究了心脏，并没有看到微孔。相反，他发现了一层厚厚的肌肉壁，将心室分开（室间隔）。可惜，他没有更进一步发现循环系统。他也接受了盖伦的一些错误理论，如血液由肝脏产生并在体内消耗，以及心脏是一个火炉。

维萨里写了医学史上最重要的著作之一《人体的构造》。该书出版于1543年，维萨里在其中挑战了许多关于人体的知识，纠正了盖伦的许多错误。维萨里称心脏是"生命的中心"。但他回避了灵魂位于何处的问题，因为担心会触怒教会，他们只允许人们信奉既定的教条：

> 为避免冒犯这里的一些"闲话者"，或一些遵守教义的批评者，我将避免惹起这类涉及灵魂类别及其所在地的争议。因为在今天，你会发现有很多判官对我们的宗教最为笃信和崇奉，尤其在吾国与吾民中。如果他们听到有人嘀咕柏拉图、亚里士多德、盖伦及其阐释者对灵魂的观点，即使是解剖学话题（特别是在这类话题很可能被讨论时），他们也会认为这个人对信仰有怀疑，或对灵魂不朽不够笃定。

有人认为维萨里聘请了提香（或提香派的一位艺术家），用艺术作

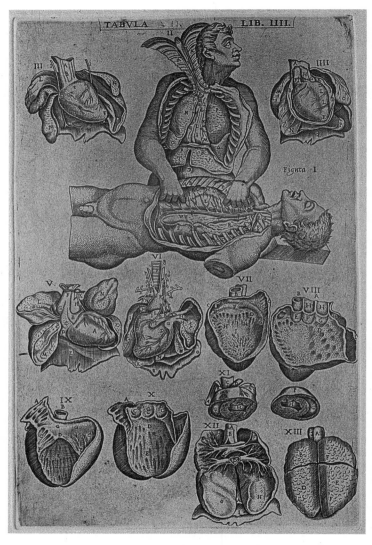

图11.2　两人的胸腔都被打开了，一人在解剖另一人（图I-II）。插图部分
主要是心脏部分的解剖图（图III-XI），还有两幅肺部的
解剖图（图XII-XIII）。1568年，雕版

来源：Wellcome Collection. Public Domain Mark

为工具来详细说明心脏和器官的情况（图11.2）。他画出了动脉和静脉的路径，以及它们在整个身体的分支。他还发表了第一张静脉瓣（它们使血液流向心脏，而不是向后流到腿部）的示意图。历史学家推测，假如维萨里没有离开帕多瓦，没有成为查理五世的御医，他很可能会发现心血循环的规律。

事实上，是维萨里在帕多瓦的一个学生西罗尼姆斯·法布里休斯（1537—1619年）发现了静脉瓣。他注意到，血液无法经静脉从心脏流向周身。他正确地提出，这是为了防止血液淤积在脚部。但他不知道的是，血液会经由静脉回流到心脏。发现这一点的是法布里休斯的一个学生，他的名字叫威廉·哈维，我们很快就会讲到他。

* * *

弥贵尔·塞尔维特（1511—1553年）是一位在法国工作的西班牙神学家、医生和解剖学家，他"发现了"右心向肺部泵血。实际上，阿拉伯医生纳菲斯早在13世纪就描述过这一点，塞尔维特可能读过纳菲斯的著作。塞尔维特在《基督教的复兴》一书中写道：

> 生命精气是由吸入的空气与血液混合而产生的。血液是从右心室流向左心室。血液的这种流动，不是通常所认为的那样（盖伦的学说一千年来都被奉为真理）通过室间隔来实现，而是在肺部走过一段长长的行程。血液经肺部净化而变得鲜亮，从肺动脉进入肺静脉，与吸入的空气混合，通过呼气排出其中的烟尘。最后，所有混合物在左心室舒张时被吸走。

　　塞尔维特注意到，进入肺部的血液与离开肺部的血液颜色不同。我们现在知道，这是由动脉血和静脉血氧气含量不同造成的。

　　不幸的是，在可能发现更多关于心脏的知识之前，塞尔维特的生命就被中断了。他写了许多宗教相关的文章，1553年，他与约翰·加尔文发生了一场书信之争。加尔文公然抨击他，塞尔维特被指控为异端，被囚禁于法国。被判处火刑后，他逃出监狱，去了日内瓦，继续与加尔文争论，之后又被捕。在那里，塞尔维特和他的书被捆到火刑架上，最终被烧死了。

　　到16世纪中叶，医生和科学家开始质疑盖伦的心脏理论，了解心脏的运作原理。画家和诗人继续把心脏当作恋人、上帝之爱，以及勇气、忠诚的象征。与此同时，医生和科学家开始理解我们现在认知中的心脏——循环系统中心的一台输送血液的泵。

第十二章

循环往复

> 由此可以得出结论：动物体内的血液循行不断，
> 而心脏的作用或功能就是通过泵送来完成这一运动。
>
> ——威廉·哈维，1628 年

威廉·哈维曾担任两位英国国王的御医。作为一名医科学生，哈维在心中以亚里士多德为导师。哈维前往医学研究中心帕多瓦，师从西罗尼姆斯·法布里休斯（维萨里的学生，静脉瓣的发现者）。哈维根据自己做的实验，最先从机制上描述了心血循环：心脏如何向全身"泵"血。对于循环理论，哈维拥有一个盖伦和他之前的所有人都没有的优势：机械泵的发明。到了哈维生活的时代，用于采矿和灭火的泵已被广泛使用，这一喻体有待他用来理解血液循环。[1]

哈维在1628年写了《论动物心脏和血液运动的解剖学研究》，但他早在1615年就发现了"血液循环"。因为担心自身安全，他等了13年才公布自己的发现，而且是在德国法兰克福，不是在英国。挑战天主教会认同的盖伦教义，当时被认为是亵渎之举。

为了推翻被公众普遍接受的盖伦理论，哈维做了实验。在一次实验中，他用两根绳子绑住一段动脉，然后把它切开，发现里面只有血，没有盖伦所说的空气或精气。在另一项实验中，哈维证实，当肺动脉被绑住，右心室充满水时，没有液体通过看不见的小孔穿过心脏隔膜进入左心室。哈维写道：

> 推理和实验证明，随着心室的搏动，血液流经肺部，并被泵送到全身。血液通过肉中的孔隙进入静脉，再通过静脉从外周返回……最后到达下腔静脉和右心房……由此可以得出结论：动物体内的血液循行不断，而心脏的作用或功能就是通过泵送来完成这一运动。这是心脏运动和跳动的唯一原因。[2]

唉，心脏只不过是一个泵。

但哈维仍公开表示心脏是情感的所在，并没有挑战它形而上学的一面（可能是因为担心自己的性命安全）。他确实相信，靠近身体中心的心脏，通过这种循环，将热量散布到身体其他部位。这个说法有一部分是正确的，但大脑中的下丘脑其实才是体温的调节器。哈维写道："大脑的气质是湿冷而柔软的。冷可以缓和来自心脏的精气，免得心受了火，迅速失去力量，因为在癫狂中，大脑会发热。"[3]

盖伦认为，人们吃下的食物会被运送到肝脏，在那里转化为血液。从盖伦时代开始，在后来的1500年里，大多数西方文明都接受了这一理论。哈维和全世界都不知道，达·芬奇已经计算出了每次脉搏流动的血量。如果把它乘以一天的心跳次数，那就是数千升（实际上是每天7600升）。一个人需要吃很多食物才能产生这么多的血液。哈维也得出了同样的结论，他确定半小时内流经心脏的血液量大于全身的血液总量。因此，血液必须再循环。

为了证明自己的理论，哈维在人头攒动的圆形手术剧场里解剖了狗和人（死刑犯）。他在鲁特琴的伴奏下用拉丁语演讲，然后将狗的心脏暴露出来，再切开它的肺动脉，当右心室收缩时，他把血淋淋的心脏给观众看。他证明了血液由心脏通过动脉输送到身体，然后通过静脉回到心脏。在那里，血液被泵入肺部以获得一些生命力。我们现在知道这是氧气。然后血液被左心室泵回身体。血液是循环的，这就可以解释心脏每天需要泵送的血量了。

哈维的试验表明，血液通过动脉从心脏流出，又通过静脉流回心脏。他把止血带绑在人的手臂上，其紧度刚好足以阻止血液通过静脉流动，而不影响肌肉动脉。他这样做时，止血带下面的那段手臂肿了起来，如果血液进入手臂但不能离开的话，这个现象是可以预料的。松开止血带后，他又进一步收紧止血带，阻止动脉和静脉的流动。血液并没有在静脉中积聚，手臂也没有肿胀。血液在紧绷的止血带上方的动脉中积聚起来。哈维推测，血液是"动脉推来，静脉送去"地运动。

血液如何从动脉移动到静脉还不清楚。哈维的理论是，有一些小到看不见的孔，连接着这两个血管系统。而我们现在知道，这些"孔"就是毛细血管。

* * *

休·蒙哥马利子爵10岁时从一匹跳跄的马上摔下来，胸部撞在一块突起的石头上。他肋骨断裂，随后开始发烧，形成脓肿，然后破裂，他的左胸留下了一个豁口。伤口痊愈了，但仍处于敞开的状态。随着他年龄的增长，这个豁口偶尔会被钢板遮盖起来。尽管看起来不太可能，但这位子爵似乎一直非常健康，只是身上带着一个永久的伤口。1659 年，他在欧洲巡回演出，场场爆满。18 岁时他回到伦敦，名声大噪。哈维将这一不寻常的情况告知国王查理一世。国王命他寻找子爵，把子爵带到自己面前。见到这个年轻人后，哈维检查了他胸前的豁口：

现在我对此事感到惊讶，我再三寻找，并仔细询问了所有情况，很明显，那个古老而巨大的溃疡（因为没有熟练的医生！）奇迹般地痊愈了，里面有一层薄膜，并且用肉护住了它的边缘。

他进一步描述了他检查到的情况：

但是这块肉质物，根据其脉搏和节奏的不同，或者说保持的时间（一手放在脉搏处，一手放在心脏处），以及比较和考虑他的呼吸，我断定它不是肺的一部分，而是心脏的锥形物。我注意到了心脏的运动：在舒张期，它被拉入并缩回，而在收缩期，它被往外推出；心脏处于收缩期时，在手腕处能感觉到。就这样，尽管看起来很奇怪，我在这位年轻而活跃的贵族身上感觉到了他心脏和心室的搏动，但未对他造成伤害。

　　我把这名年轻人带到国王面前，让陛下亲眼看看这件奇事：在一个活蹦乱跳的人身上，他可以观察心脏的运动，甚至亲自触摸收缩的心室，而不对其造成伤害。至为英明的陛下和我都承认，其心脏对触摸是无感的：因为这名年轻人从来不知我们何时触摸了他的心脏，仅能通过眼睛和外面的皮肉才能感知到。

　　检查完年轻人的心脏，国王说："先生，我希望能像看到你的心脏一样，了解我的一些贵族心中所想。"对此，年轻的蒙哥马利回答道："此时此地，在上帝和这颗心面前，我向陛下保证，它永远不会怀有任何违逆您的想法，会一直竭诚效忠于陛下。"[4]

* * *

　　到17世纪末，关于心脏的解剖学知识已变得出奇地贴近现实，哈维关于由肺循环和体循环组成的双回路的理论被广泛接受。正是在文艺复兴时期，科学永远改变了我们对心脏的看法。人们认为，心脏只不过是一台没有精神意义的机械泵。

　　法国哲学家、数学家和业余生理学家勒内·笛卡儿（1596—1650年）是最早接受哈维循环理论的学者之一。[5]然而，笛卡儿认为，哈维把心脏描述成一台被动的泵是不正确的。他认为心脏更像是一台类似机器的火炉（想想内燃机）。

　　笛卡儿认为灵魂位于大脑中间的松果体："渗透到大脑的部分血液，不仅可以滋养和维持它的存在，最主要的是它还能在其中产生一股极微妙的风，或是一团非常纯净、活跃的火焰，人们称之为'动物精气'。"⁶笛卡儿在《论人》(*De Homine*)中关于心脏的观点，于1662年他去世后才发表（图12.1）。这部著作在1632年就写成了，但他未在生前出版，因为他担心会受到宗教裁判，就像伽利略·伽利雷在1633年因《关于托勒密和哥白尼两大世界体系的对话》一书受到宗教裁判一样。天主教会宣称"地球围绕太阳旋转，不是宇宙中心"的观点是异端。伽利略受到酷刑折磨，在软禁中度过了余生。

　　心脏不再被认为是灵魂的所在，也不再是上帝与人交流的地方。

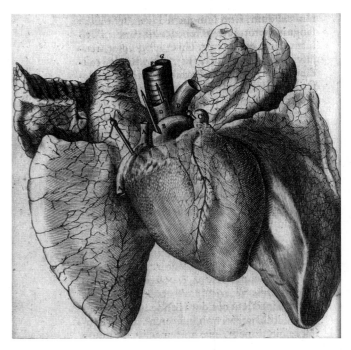

图12.1 《论人》(1662年)，带有皮瓣的心脏和肺，勒内·笛卡儿作

来源：Reproduced by kind permission of the Syndics of Cambridge University Library

心脏只是一个器官，只对我们的情绪和感觉作出反应（想想看，当你看到新交往的恋人，或者看到一头狮子朝你扑来，你的心脏肯定会加速跳动）。这之后，心脏变得仅仅在比喻上是爱、勇气和欲望的源泉，但这个比喻一直深入人心。

第三部分

心艺（heART）

第十三章

美术之心

我将自己的心和灵魂付诸我的作品，却在过程中失去了理智。

——文森特·梵高

如果我的创作源于心灵，几乎画什么都很完美；

如果我的创作源于大脑，那几乎什么都成不了。

——马克·夏加尔

在欧洲解剖学文献之外，已知的第一份描绘心脏的艺术插图出现在中世纪浪漫小说《梨之恋》(*Roman de la poire*，约1255年)中。这幅插图手稿是一位名叫蒂博的诗人所作，其中有这样一个场景：情人跪在一位少女面前，向她献上自己的心，少女看起来有些吃惊（图13.1）。心脏形似松果，心尖朝上，符合盖伦和亚里士多德对人类心脏的解剖学描述。这也许是最早用心来隐喻浪漫爱情的艺术处理。[1]

1305年，乔托·迪·邦多纳在意大利帕多瓦的阿雷纳礼拜堂画了一幅湿壁画，其中描绘了人格化的七美德与七宗罪。壁画右上角，博爱（Caritas）这种美德，正将她的心奉献给头顶的天主（图13.2）。就

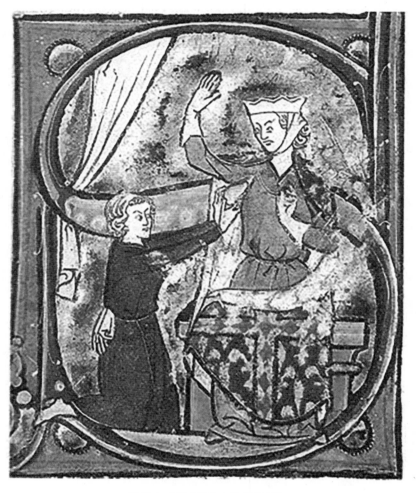

图13.1 《梨之恋》中的心脏比喻

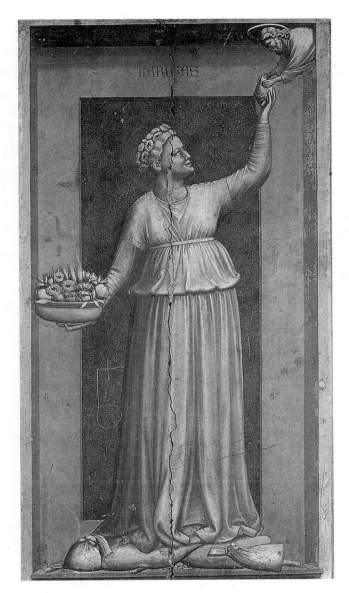

图13.2　七美德中的博爱，意大利帕多瓦的阿雷纳礼拜堂
来源：Giotto di Bondone/Wikimedia Commons/Public Domain

这样，将自己的心交给天主成了爱的宗教象征，开始被描绘。

弗朗切斯科·达·巴贝里诺在1315年创作了一部百科全书式的作品《爱之箴言》（*Documenti d'amore*）。其中有一首配插图的诗，在插图中，良心（Conscientia）掏出自己的心脏并握在手中，以证明自己有纯洁的良心。在他给《情爱论》（*Tractatus de Amore*）画的一幅插图中，丘比特骑在戴心形花环的马上射箭（图13.3）。因此，心脏既可以代表纯洁和美德，也可以代表爱欲和浪漫。巴贝里诺的长诗在当时被疯狂传播。几年后，其他艺术家开始把更具装饰性、更不具解剖学含义的扇形心脏，用作他们浪漫爱情主题作品的插图。

1344年，弗兰德斯的让·德·格里斯（Jehan de Grise）绘制了《亚历山大罗曼史》（*The Romance of Alexander*）的插图，其中一幅描绘了一个女子举起从亚历山大大帝那里得到的一颗心，而后者摸着自己胸口，表明这颗心来自何处。到14世纪中叶，心形图案开始在欧洲各个国家出现，象征着情欲之爱或浪漫之爱，以及对上帝的纯粹之爱这两个看似矛盾的主题。

大约在这个时候，艺术家开始描绘由心尖支撑、底部朝上的心脏，这在解剖学上更正确。这样的图案，最早出现在14世纪中期一个用作保险箱的小橡木箱上。这个德国木箱是用来装珠宝或私人物品的，是送给恋人的礼物。箱子上有幅图案，画的是一个男青年把自己的心献给"爱的女神"（Frau Minne），后者是中世纪高地德语文学中典雅爱情的拟人化，与代表怜悯的耶稣形象相反。2009年，人们在苏黎世的一座行会公所中发现了一幅14世纪的画作，画中"爱的女神"坐在得了相思病的男人们前面，而这些男人正从胸中掏出自己真诚的心。[2]

《心的奉献》是一幅挂毯，大约在1410年由一位不知名的弗拉芒织

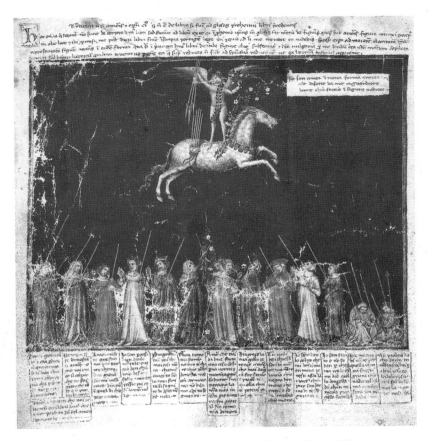

图13.3 《爱的凯旋》中的丘比特，出自《情爱论》中的插图，
图中的爱神正在击垮社会各阶层的男女

来源：Francesco da Barberino/Wikimedia Commons/Public Domain

工制作，现悬挂在巴黎卢浮宫。它是表现骑士的浪漫爱情理想的一个
绝佳范例。一位骑士用拇指和食指捏着他的心，这是他爱的象征（图
13.4）。这颗心看起来就像我们今天所认识的标志性心形图案。

1485年，来自雷根斯堡的大师卡斯帕（Master Caspar von Regensb-

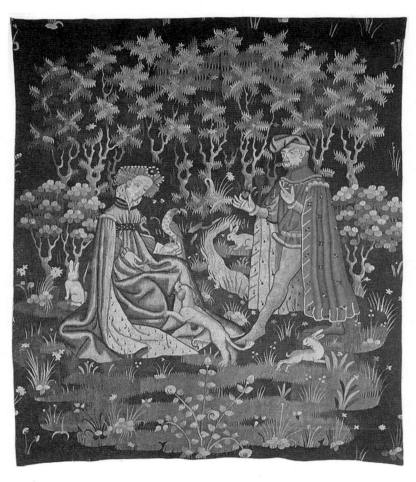

图13.4 《心的奉献》挂毯，由不知名的弗拉芒织工制作

来源：Louvre Museum/Wikimedia Commons/Public Domain

urg）创作了题为《女神维纳斯和情人》的版画，其中又出现了"爱的女神"的身影。画中，她被19颗心脏包围。她俯视着无助的爱人，同时用各种方式折磨这些心脏。有的心脏被箭、刀和长矛刺穿，有的被关进陷阱，有的被架在柴堆上焚烧，有的被锯成两半，还有诸多形式的暴力虐待。她的情人则在恳求她，让他摆脱这些痛苦。

大约在1500年，法国国王路易十二的朝臣皮埃尔·萨拉创作了《爱情小书》（*Petit Livre d'amour*），可握于手掌。书里有十二首情诗和插图，献给他的一生挚爱玛格丽特·比利翁（Marguerite Bullioud），而她已嫁与他人（她的第一任丈夫去世后，二人终于结婚）。其中一幅插图名为《两个女人试图用网捕捉飞翔的心之微型画》，描绘了两个女人尝试捉住"飞升的爱"的场景，其象征是长着翅膀的心（图13.5）。

在中世纪后期和文艺复兴时期，心形图案在全欧洲流行开来。它出现在绘画中，也出现在纹章、盾牌、剑柄、首饰盒和墓石上。心形书籍也很受欢迎，这代表人们认为心脏是记忆的所在。有一些中世纪的心形书籍是乐谱，如爱情谣曲或宗教祈祷曲。未打开的书像一颗杏仁，但一打开，这本书就"绽放"成了一颗心。还有一些书，合上后像扇形的心，打开就代表两颗心因爱相连（图13.6）。

* * *

商业生产的扑克牌在15世纪印刷机发明后不久开始出现。四种花色代表中世纪的封建阶层。第一种花色是黑桃，代表绅士的剑；红心代表神职人员，也就是"心灵纯洁者"（在早期的手绘纸牌中，它被画成圣杯）；方块代表商人；梅花代表农业和农民。

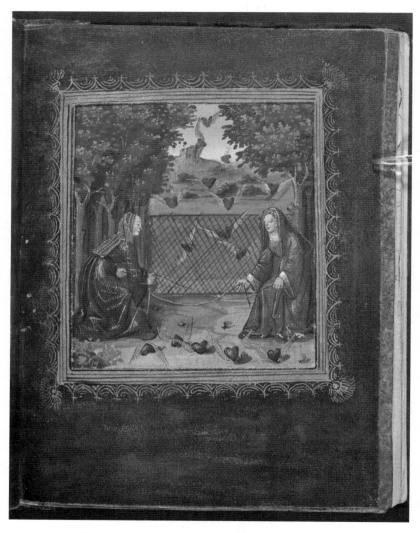

图13.5 《两个女人试图用网捕捉飞行的心之微型画》，
出自皮埃尔·萨拉的《爱情小书》
来源：The British Library (Stowe 955,f.13).

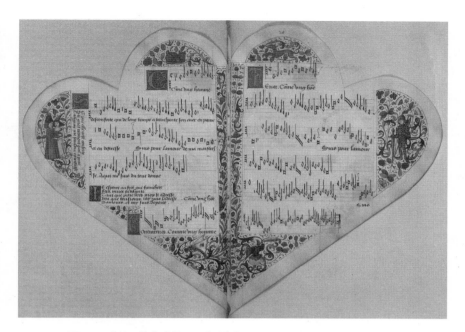

图13.6　《让·德蒙索的香颂曲集》（*Chansonniere de Jean de Montchenu*，
约1470年）是一本关于典雅爱情歌曲的书
（三十首法语歌和十四首意大利语歌）

来源：Courtesy of Bibliothèque Nationale de France

* * *

马丁·路德是16世纪的修道士和神学家，其思想引发了宗教改革
运动，最终使新教成为基督教世界仅次于罗马天主教和东正教的第三
大力量。1530年，路德委托人制作了自己的纹章，由赞助人萨克森公
爵约翰·腓特烈出资。"路德玫瑰"是一朵白玫瑰，玫瑰围着一颗心
脏，心脏里有个黑色十字架，表示的是被钉在十字架上的基督之心。
这个纹章成了路德宗的标志（图13.7）。路德曾说，心脏里的十字架为

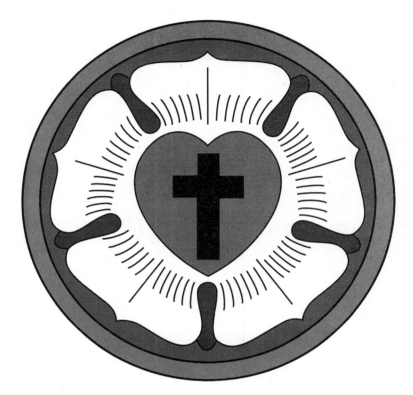

图13.7　路德玫瑰

来源：Wikimedia Commons/Public Domain

黑色，因为它带来痛苦。心脏为红色，因为它带来生命。心脏居于白玫瑰之上，昭示信仰带来快乐、慰藉与和平。路德称："因为人心里相信，就可以称义。"

* * *

在表现中美洲心脏祭祀的插图中，献给太阳神的心脏被描绘成心尖朝上，这与700年到1200年说纳瓦特尔语的皮皮尔人竖立的石柱上的图案一样。在后来中美洲人描绘的图案中，心脏的心尖朝下，底部朝上，可见于1500年的一个抱着心脏的奥尔梅克雕像（图13.8）。这种艺术上的心脏朝向的变化，与欧洲的类似变化同时发生，这是巧合吗？

埃尔祖莉·弗丽达（Erzulie Freda），即海地的"罗瓦"（Loa，意为神灵或女神），也就是爱情女神，可追溯到16世纪的西非。对经大西洋中央航线被带到海地被迫为奴的非洲人来说，埃尔祖莉·弗丽达是女性的保护者。她可能是海地和新奥尔良的伏都教中最受欢迎的女神，象征标志是一颗心脏，或是一颗被匕首或剑刺穿的心脏。在海地艺术家的作品中，埃尔祖莉·弗丽达是个常见主题，经常被描绘成圣母的模样，其胸前有一颗心，在有些图案中，她的心脏被一把剑刺穿。她心脏的宗教象征符号（veve）常附有一把刺透心脏的剑，今天仍用于伏都教的宗教仪式中。

* * *

在各种文化的艺术作品中，我们都能不断找到象征意义和解剖学意义上的心脏。当代艺术家一直热衷于在作品中使用心脏的意象。弗里达·卡洛在画作《两个弗里达》（1939年）中用解剖学意义上的心脏图像，来表现她与迭戈·里维拉离婚后，她的一颗破碎的心和一颗健康的心（图13.9）。

在亨利·马蒂斯的画作《伊卡洛斯》（1947年）中，心脏代表生命和激情。伊卡洛斯是希腊神话中的人物，他飞得离太阳太近，结果蜡

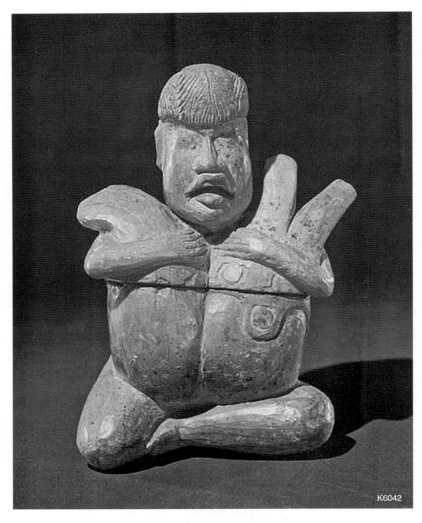

图13.8 分成两部分的容器，描绘的是一个人抱着一颗人类心脏

来源：*The Olmec World*, p. 327. Photograph by Justin Kerr,

The Pre-Columbian Portfolio / Public Domain

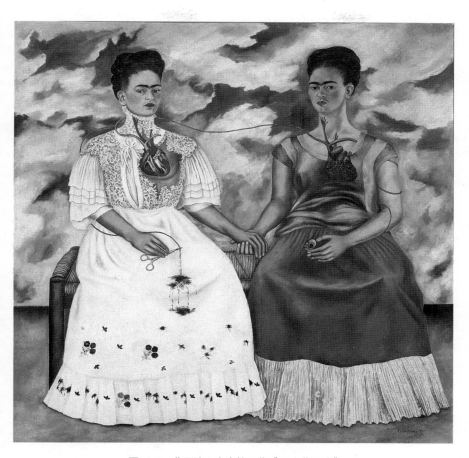

图13.9 弗里达·卡洛的画作《两个弗里达》

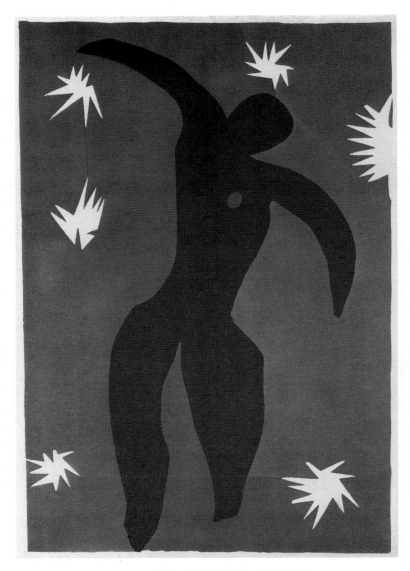

图13.10　亨利·马蒂斯的画作《伊卡洛斯》

来源：Image copyright © The Metropolitan Museum of Art. Image source:Art Resource,
New York. © Succession H. Matisse/Artists Rights Society (ARS),New York

制的翅膀熔化了。画中，伊卡洛斯是一个黑色的身影，从繁星环绕的蓝天坠落（图13.10）。一个明亮的红色椭圆在伊卡洛斯胸中发光，正如马蒂斯所写："他怀着一颗充满激情的心，从星空中坠落。"

《气球女孩》是涂鸦艺术家班克西于2002年在伦敦创作的一组模板涂鸦壁画。壁画描绘了一个小女孩，她的手伸向一个被风吹走的红色心形气球（图13.11）。小女孩是不小心放跑了气球（气球飞走代表失去希望），还是故意释放自己的心，给世界带来希望和爱，这一点我们尚不清楚。在现代艺术中，心脏仍然普遍存在，无论在象征意义还是解剖学意义上。而关于大脑，除了解剖图，你还能想起其他关于大脑的图画吗？

* * *

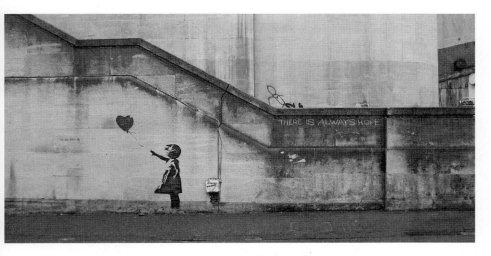

图13.11　班克西《气球女孩》

来源：Wikimedia Commons/Public Domain

关于心形图案如何变成我们今天所认识的鲜红、扇形、对称的表意图案，人们对此有很多种说法。现代的心形是一种表意文字，一种抽象图案，而非解剖学上的正确呈现。在几何术语中，♥称为心脏线，在自然界中很常见。它可以代表松香草属植物的心形果实，这种植物是公元前6世纪希腊人和罗马人使用的一种避孕药，现已灭绝。它可以代表常青藤叶子，它经常出现在古希腊艺术中，与浪漫爱情有关。它也可以代表女性的乳房、臀部或分开的外阴。还有一些人认为，它是天鹅的求爱仪式中脖子围成的形状。

与之相关的说法有很多，但可能都像对解剖的心脏的粗略描绘一样简单。天主教会禁止中世纪艺术家实行解剖，所以我们今天所知的这个图案可能是基于古代亚里士多德和盖伦的描述，他们将心脏描述为一个有三个腔室的器官，底部的中间有一处凹陷。更古老的关于心脏的描述，比如古埃及神祇奥西里斯在审判中称量心脏（约公元前2500年），或者中美洲奥尔梅克人手捧心脏（约公元前1500年），其实在解剖学上更为准确。[3]因为在做防腐处理或祭祀时，这些古人看到了真实的人类心脏。这些更精确的心脏图像，直到19世纪和20世纪才被发现，中世纪的艺术家们根本接触不到。然而，如果将达·芬奇所绘的心脏解剖图与我们所知作为爱的象征的心形图案比较，也许我们今天所认识的心形图案与事实相差并没有那么远。

* * *

平面设计师梅顿·戈拉瑟在1977年创造了著名的标识"I ♥ NY"（我爱纽约），以推动纽约州旅游业发展，这是心形表意图案第一次成为动词。现在♥可以表示对任何人、任何地方、任何事物的爱，比如"我♥你的♥"。看看你前面那辆贴着"如果你♥耶稣基督请按喇叭"或"弗吉尼亚适合♥人"保险杠贴纸的车，或者那个贴着"我♥我的柯基"①的慢车司机。

日本移动通信运营商都科摩于1995年在其广受欢迎的袖珍无线电寻呼机上发布了第一个表情符号。这是一个心形图案。1999年，他们开发了彩色的表情符号，包括五个不同的心形。打开你的手机，看看你现在有多少带心形的表情符号吧。大脑形状的表情符号也是有的，但"我●纽约"和"我●你的●"就是行不通，流行不起来。

2015年，推特发布了一条消息，扩充了♥的含义和用法："你可以用一颗心说很多东西。在推特上介绍一种表达感受的新方法。"他们说：♥＝是！　♥＝恭喜！　♥＝大笑　♥＝可爱　♥＝挺住　♥＝哇　♥＝拥抱　♥＝哇噢　♥＝举手击掌。

心形图案在艺术和社交媒体中仍然很流行。心形图案的含义飞快增长，例如在电子游戏中，它可以象征"健康"或"生命"。虽然心脏已不再是我们灵魂和爱的所在，但心形仍然是浪漫爱情、亲情和上帝之爱的象征，一直生机勃勃地发展。看看那个骑摩托车的大汉，他手臂上文着心形图案，上面写着"妈妈"。当咖啡师小心翼翼地把一杯拿铁放在咖啡店里的女孩面前，在拿铁的泡沫上画出一个心形，她难道不会脸红吗？

①　这四条标语的原文分别为"I ♥ your ♥""Honk if you ♥ Jesus""Virginia is for lo♥ers""I ♥ my corgi"。——译者注

第十四章

文学之心

在艺术中，手永远无法完成任何高于心灵想象的事情。

——拉尔夫·瓦尔多·爱默生

心不但出现于中世纪的画作中，在当时的文学作品中也有象征性的运用。[1]但丁·阿利吉耶里在自传性作品《新生》（1294年）中这样描述他对贝阿特丽丝的爱："爱的精灵本沉睡在我的心房/现在我觉得它已经苏醒/于是我看到爱神来自远方/他如此快乐，我几乎难以认清。"但丁接着梦见贝阿特丽丝吃了他的心。

在乔瓦尼·薄伽丘的叙事诗《爱的幻影》（*Amorosa Visione*，1342年）中，心是一本书，心壁上写有文字，既有上帝的话语，也有情爱的话语：

> 我伫立彼处，依稀看到
>
> 这位淑女向我款款走来
>
> 打开我的胸膛，而后
>
> 在我注定愁苦的心中，

用金色字母写下她的芳名

从此使她在我心间永驻。

　　薄伽丘的百篇故事集《十日谈》中，有两个故事异常生动地将心脏视为真爱的象征。在第四天讲的第一个故事中，萨莱诺亲王坦克雷迪对女儿有着一种有违伦常的爱意。出于嫉妒，他杀死了女儿的情人圭斯卡多，并把他的心脏装在一个金杯里，送给女儿。吉斯蒙达把爱人的心脏举到嘴边，亲吻了它。"我知道，你的灵魂此刻仍在这里徘徊，正看着你我共享快乐的地方。"她感谢仆人把父亲的无价之宝送给她。她把自己的眼泪带毒汁一齐加到杯子里，喝了下去。"啊，亲爱的心啊，现在我做完了所有应该为你做的事情，只剩下最后一件了，那就是我要使我的灵魂与你的灵魂团聚！"然后她攥着她爱人的心爬上床，等待死亡。

　　在第四天第九个故事中，骑士圭列莫·罗西廖内杀了他妻子的情人。此人是他的朋友，也是一名骑士。罗西廖内把他的心脏剜出来，交给厨师，叫厨师用这颗"野猪心"做一道特别的菜肴。当煮熟的心脏送达餐桌，罗西廖内没有胃口吃。他把这道特别的菜递给他的夫人，她将这道美味吃了个精光。罗西廖内问道："夫人，你喜欢这道菜吗？"她回答说非常喜欢。罗西廖内接着告诉她，这颗心脏是他亲手从她情人身上割下来的。这位女士没有呕吐，而是宣称她吃了他的心，这辈子再也不吃别的东西了。然后她走到窗前，跳楼身亡。

　　莎士比亚在诗中描写了象征性的心。在他的第141号十四行诗（1609年）中，他写道：

可是，我的五智或五官都不能

说服我这颗痴心不来侍奉你，

我的心不再支配我这个人影，

甘愿做侍奉你骄傲的心的奴隶。①

《无事生非》（1623 年）一剧中，贝特丽丝在培尼狄克脱口而出他爱她之后，终于承认："我用整颗心爱着您，简直分不出一部分来向您诉说。"②

骄傲又自负的李尔王（1606 年）要三个女儿表白对他的爱，他会把最多的领地分给最爱他的人。考狄利娅（Cordelia，"cor"代表"心"）不像两个会阿谀奉承的姐姐，她无法用言语向父亲表达自己的爱："我没法把我的心挂在嘴边上。"③她无法表达自己对父亲的爱有多深，李尔不理解，于是愤怒地取消了她的继承权。真是一出典型的莎士比亚悲剧。

"心乃通往上帝之道"出现在柯南·道尔爵士出版于1895年的《斯塔克·门罗书信集》中。门罗博士在与教区的高教会助理牧师争论时说道："我随身携带自己的教堂，它就在我的帽子下面。砖瓦砌不成通往天堂的楼梯。我和你的老师都认为，人心是最好的圣殿。"

布莱姆·斯托克于1897年写下的《德古拉》中，记载了摆脱吸血鬼世界的最可靠方法。亚伯拉罕·范海辛教授写信给约翰·苏厄德医生，要求他必须"拿走这些信和哈克夫妇的日记，以及其他资料。阅

---

① 《莎士比亚十四行诗》，屠岸译，重庆出版社，2008 年，第 282 页。——译者注
② 《莎士比亚全集：喜剧卷（下）》，朱生豪译，译林出版社，1998 年，第 65 页。——译者注
③ 《李尔王》，方平译，上海译文出版社，2016 年，第 1 页。——译者注

读之后，去找到这个不可一世的活死人，然后砍下他的头，烧掉他的心，或者做成标本，这样，大家便不用再害怕他了"。

从那时起，心脏在文学艺术中一直被当作载体，用来代表浪漫的爱情、家庭之爱、对上帝的爱，以及我们心中美好的事物。以下是现当代文学中最近的一些例子。在詹姆斯·乔伊斯的《一个青年艺术家的画像》（1916年）中，十几岁的斯蒂芬第一次体验到了内心的欲望："他的心像涨潮时的浮标一样随着她的活动舞动着。"[①]在米兰·昆德拉的《不能承受的生命之轻》（1984年）中，当参议员看着他的孩子们奔跑、玩耍而发出感慨，萨宾娜想到："当心灵在说话，理智出来高声反对，是不恰当的。"[②]她抛弃逻辑，意在说明：相比我们的思想，我们的内心感受告诉我们的更为真实。

在科马克·麦卡锡的《路》（2006年）中，父亲希望自己内心没有情感，希望自己能脱离人性。他对自己说："但愿我心如木石。"在迪莉娅·欧文斯的《蝲蛄吟唱的地方》（2018年）中，基娅在母亲离开几个月后，她的孤独与失落之苦逐渐变得淡薄："最终，在某个无人知晓的瞬间，心里的疼痛像水渗入沙子一般消退了。痛还在，只是埋藏在很深的地方。"[③]在迈克尔·翁达杰的《英国病人》（1992年）中，凯瑟琳对阿尔玛希说她一直爱着他之后，阿尔玛希向她坦白了自己痛苦的心。他不得不把受了致命伤的凯瑟琳留在山洞里，但他保证会回来救她："每个晚上我都心如刀割。但到了早上我又重拾心情了。"

---

① 《一个青年艺术家的画像》，黄雨石译，天津人民出版社，2020年，第81页。——译者注
② 《不能承受的生命之轻》，许钧译，上海译文出版社，2010年，第299页。——译者注
③ 《蝲蛄吟唱的地方》，王泽林译，湖南文艺出版社，2019年，第28页。——译者注

第十五章

音乐之心

音乐是一把神奇的钥匙，能打开最紧闭的心扉。

——玛利亚·奥古斯塔·冯·特拉普①

继黑暗时代的格里高利圣咏和教仪剧之后，心脏在文艺复兴时期成为音乐中的一个常见主题。关于爱情和心碎故事的歌曲在14至15世纪很流行。有一些人认为，法国作曲家博德·弗雷内尔（Baude Fresnel，1380—1440年）以博德·科尔迪耶（Baude Cordier，"cor"代表"心"）为笔名，创作了关于爱情的回旋曲。科尔迪耶的回旋曲《美丽、善良、聪慧》(*Belle, Bonne, Sage*) 是心形的。除了将乐谱绘制成心形，科尔迪耶还把歌词中的"心"用心形小图案代替（图15.1）。回旋曲如下：

> 美丽、善良、聪慧、温柔、高贵的人
>
> 这一天你让整整一年都变得焕然一新
>
> 我给你写了一首新歌作为礼物

---

① 奥地利歌唱家，电影《音乐之声》主角的原型。——译者注

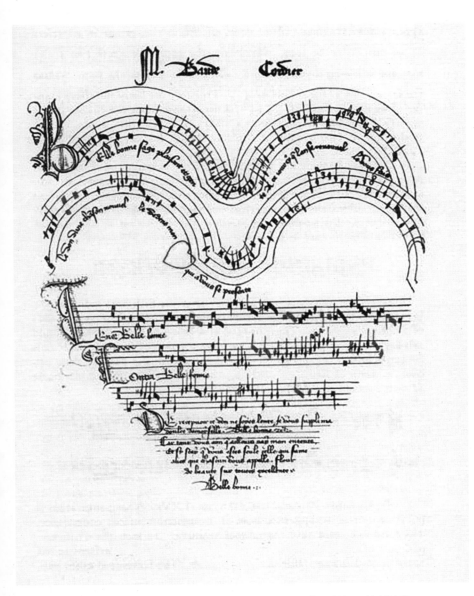

图15.1 《美丽、善良、聪慧》，出自《尚蒂伊抄本》，博德·科尔迪耶作

来源：Wikimedia Commons/Public Domain

> 它出自我的心，把我的心意呈献给你

意大利有一首1601年的抒情牧歌则直抒胸臆。摘自朱利奥·卡契尼的《我美丽的阿玛丽莉》："要想治愈恋爱者的伤，就要将他心中的箭拔出，而这唯有与之恋爱才能做到。"

《橡树之心》这首歌是英国演员大卫·加里克于1759年创作的。据说戏剧界的祝福语"break a leg"（祝你演出成功）就出自加里克：他曾全身心投入地扮演理查三世，表演中竟丝毫没有感觉到骨折的疼痛。《橡树之心》后来成为英国皇家海军的官方歌曲。橡树的心指的是橡树最坚固的核心木材——心材。这首歌的副歌部分如下：

> 橡树之心乃我军舰船，橡树之心乃我军全员；
> 枕戈待旦，伙计们向前，向前！
> 去冲锋，一次又一次地征服！

灵歌是美国音乐中最重要的形式之一，是内战前美国南方非洲奴隶创作的宗教民歌。"灵歌"一词出自钦定版《圣经·以弗所书》第5篇第19节："当用诗章、颂词、灵歌彼此对说，口唱心和地赞美主。"19世纪早期最著名的灵歌之一是《在我内心深处》（*Deep Down in My Heart*），其中有这么几句歌词："主啊，你知道我爱所有人，在我内心深处。"

从那以后，象征意义的心一直是流行音乐中的一个常见隐喻。与心脏有关的歌曲包括：康妮·弗朗西斯的《我的心有自己的想法》（*My Heart Has a Mind of Its Own*）；托尼·班尼特的《我把心留在了旧金山》（*I Left My Heart in San Francisco*）；披头士的《佩珀军士的孤独之心俱乐部乐队》（*Sgt. Pepper's Lonely Hearts Club Band*）；唐妮·布拉克斯顿的《勿伤我心》（*Un-Break My Heart*）；邦妮·泰勒的《心之全蚀》（*Total Eclipse of the Heart*）；埃尔顿·约翰和琪琪·迪合唱的《别伤我的心》（*Don't Go Breaking My Heart*）；莎黛的《有人让我心碎》（*Somebody Already Broke My Heart*）；史蒂薇·妮克斯、汤姆·佩蒂和伤人心乐队的《请别对我心有保留》（*Stop Draggin' My Heart Around*）。

还记得英国摇滚乐队穴居人和后来的吉米·亨德里克斯吗？他们扯着嗓门喊"野东西"（Wild Thing）如何让他们的心歌唱。滚石乐队的米克·贾格尔也曾在《亲爱的医生》（*Dear Doctor*）中，吟唱那块曾有心的地方充满痛苦。别忘了，还有一些乡村音乐大师，如唱过《你不忠的心》（*Your Cheatin' Heart*）的汉克·威廉姆斯，唱过《我凭心起誓》（*I Cross My Heart*）的乔治·斯特雷特，还有唱过《伤痛破碎的心》（*Achy Breaky Heart*）的比利·雷·赛勒斯。

从文艺复兴时期开始，一直到汤姆·佩蒂与伤心人乐队和当代音乐，心脏在音乐中都被视为浪漫、爱情、力量和心碎的象征。"心"是流行歌曲中使用频率排行第十的词（不包括"我""你"这样的常用词），在乡村音乐最常见的词中排行第四，还在爵士乐最常用的词中排行第六。[1]

第十六章

仪式之心

纵有百颗心，也难尽我对你的爱。

——佚名

没有哪个传统节日比圣瓦伦丁节（Valentine's Day）与心脏的关系更密切。有一种说法是，罗马的神父瓦伦丁不顾皇帝克劳狄二世的禁令，非法替人主持婚礼，于公元269年2月14日被杀害。公元5世纪，为纪念瓦伦丁，教皇格拉修一世宣布2月14日为圣瓦伦丁节。于是这个日子开始与纪念浪漫爱情有关，成了情侣的节日。

杰弗里·乔叟的《禽鸟议会》（1381年）可能是第一处提到圣瓦伦丁节是情人节的文字：

因为今天是圣瓦伦丁节

每只禽鸟都赶赴彼处求偶

人所知的所有鸟类，尽皆前来

由此组成如斯庞大的一群

把大地、海洋、树木和每个湖泊

都占满，几无我的立足之地

没有哪一处不是满满当当。

已知的第一份情人节礼物，可能是1415年奥尔良公爵查理一世寄给妻子阿马尼亚克的博内（Bonne of Armagnac）的。查理在阿金库尔战役中被俘，之后被关押在伦敦塔。"我已相思成疾，我温柔的瓦伦丁。"不幸的是，查理在监狱里被关了25年，而博内在他获释前就去世了。寄送情人节礼物的做法就这样逐渐流行起来，情侣们开始交换手写的纸条和爱情信物。

到17世纪，英国圣瓦伦丁节的庆祝活动仅限于负担得起仪式开支的人。圣瓦伦丁节当天，有钱的男子会抽签，签上写有女士的名字，抽到哪位女士的名字，就要送她一份礼物。在英国、法国和美国，最早的情人节卡片不过是手写在纸上的几行诗。但随着时间推移，人们开始用图画来装饰卡片，其中心形图案很常见。人们会把这些礼物折叠起来，用蜡封好，放在意中人家门前的阶梯上。

一张1818年的情人节卡片上写着："在又一个情人节到来之际，他心情愉悦，期待自己的愿望得以实现。在许门神（Hymen，希腊神话中的婚姻之神）的祭坛上，他会得到她的手和她的心。他对她的爱不是狂野而浪漫的，不是那种会在短暂相识之后衰减的爱，而是一种随时间流逝增加而非减弱的感情。"（图16.1）

18世纪末，第一张商业情人节贺卡出现在英国。它们有的印在纸上，有的雕刻或木刻制成，有些人还会为它手工上色。它们将代表爱情的传统标志（如心脏、丘比特、花朵）与简单的诗句结合起来，比如：

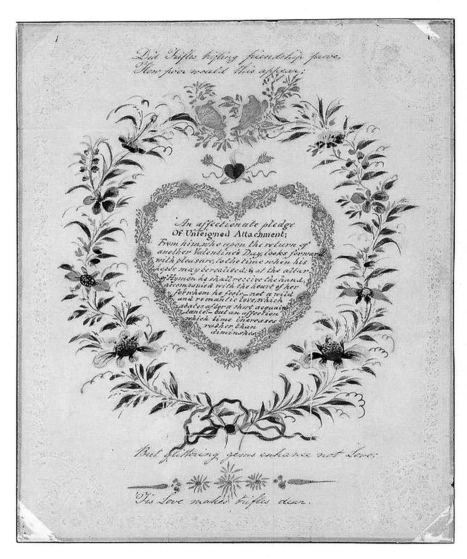

图16.1　1818年的情人节卡片

来源：Hansons Auctioneers 提供

红色玫瑰花

蓝色紫罗兰

与君初见面

我心已晓谙

或：

红色玫瑰花

白色紫罗兰

我心为君悦

我世为君存

到了19世纪40年代，情人节卡片在英国和美国已实现量产，很大程度上取代了手工卡片。随着1840年英国推出一便士邮票和1847年美国发行第一枚邮票，人人都寄得起情人节贺卡了。1861年，理查德·吉百利推出了第一盒心形巧克力。贺曼公司从1913年开始生产情人节贺卡。2019年，人们在情人节当天共消费了207亿美元，赠送了10亿多张情人节卡片和3600万个心形巧克力盒。

* * *

在4800年前的古埃及象形文字中，考古学家发现了新娘戴结婚戒指的证据。这些戒指由莎草、灯芯草或芦苇制成，象征着永恒。马克罗比乌斯在其著作《农神节》（一部颂扬罗马文化的百科全书，写于公元5世纪）中写道，他从古埃及祭司那里了解到把订婚或结婚戒指戴在无名指上的习俗："未婚夫把戒指戴在配偶的无名指上，仿佛它就代表着心。"[1]

一种理论认为，心脏和左手无名指之间的联系，是古埃及医生在观察"心脏疼痛"的病人时发现的，这种疼痛感会从胸部开始，沿着左臂传送到无名指和五指。他们得出结论，心脏和无名指一定是相连的。这一古老的观察，是对典型心绞痛的准确描述。当心肌得不到氧气，胸部胸骨会感到压力，而后这种感觉会放射到左肩，向下进入左前臂（沿尺骨神经），继而进入小指和无名指外侧。因为心脏位于左胸，所以心脏的疼痛会传递到左侧颈神经根。这些神经根可以感受到整个身体左上肢的疼痛。古人假定心脏和无名指之间有联系，这无疑是正确的。人们把结婚戒指戴在左手无名指上，因为他们相信那里有一条神经或血管直通心脏，古罗马人称之为"vena amoris"，即"爱的血管"。

在公元860年左右的欧洲黑暗时代，基督徒开始在结婚仪式上使用戒指。在基督教的婚礼上，神父会拿起戒指，依次触碰新娘的大拇指、食指和中指，代表三位一体，然后把戒指戴在她的无名指上，以此宣告婚礼仪式完成。

新娘戴结婚戒指的习俗可以追溯到古埃及，而直到20世纪后半叶，新郎才开始戴结婚戒指。第二次世界大战促成了这一改变，当时许多在海外的士兵戴上了结婚戒指，作为思念家乡的妻子和亲人的慰藉。

* * *

1782年，大陆军的乔治·华盛顿将军为少数士兵颁发了第一批紫心勋章，以表彰他们在美国脱离英国独立战争中的"出色表现"。[2]紫色代表勇气和无畏。这个奖项和仪式被中断了两个世纪，直到1932年乔治·华盛顿二百周年诞辰，道格拉斯·麦克阿瑟将军才将它恢复。今天，已有近二百万枚紫心勋章以美国总统的名义，授予在主管当局领导之下以任何身份在武装部队服役期间伤亡的人员。约翰·F.肯尼迪是唯一一位被授予紫心勋章的美国总统。"二战"期间，他指挥的巡逻艇被一艘日本驱逐舰切成两半，他身受重伤。尽管伤得很重，他仍然指挥救援行动，把他的船员带上了岸。他在黑暗中游了几个小时，最终获得了救援和食物。

第四部分

心脏入门

第十七章

泵

我不是个浪漫的人，即便如此我也不得不承认，

心脏不仅仅是用来泵送血液的。

——《唐顿庄园》中的玛吉·史密斯

亲爱的心啊，请别什么事情都参与。

你的工作是泵血，仅此而已。

——佚名

想象一下，你需要一台泵，用它连续不断地每分钟输出 1.5 加仑（约 5.7 升）液体。因此，你就是需要这台泵每天运送大约 2000 加仑（近 7600 升）液体。你想让它连续 80 年不间断地工作，那就是每年运送 73 万加仑（约 276 万升），80 年就是 5840 万加仑（约 2200 万升），所有这些液体需要 150 万个桶才能装下。而要泵出这么多液体，相当于让厨房水龙头一直开着，至少持续 50 年。

为了达到每分钟 1.5 加仑的流量，你的泵需要每分钟挤压 70 到 80 次（每次不到 1 秒），每小时约 4500 次，每天 10.8 万次，每年约 3940

万次。想让泵连续工作80年，就得挤压30多亿次。但你也从来没想过要调校、维修或者检查一下它。这台泵永远不会坏，哪怕是一瞬间。它必须完全不需要打理。哦，这台泵的大小还不能超过你握紧的拳头，重量也不能超过一磅①（图17.1）。

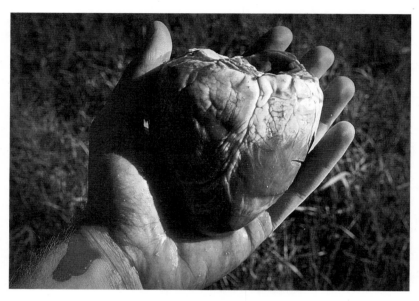

图17.1　放在手中的心脏
来源：Wikimedia Commons/Public Domain

　　为了提高效率，你需要这个泵通过一个管道回路每分钟循环运送1.5加仑的液体，并定期更新（大约每120天更新一次）。连接到泵上的管道系统，能将液体循环回泵。但这个系统很复杂，如果把所有管道首尾相连，将长达6万英里②，足够绕地球两圈以上。一天之内，这

———————————
① 1磅约为0.45千克。——译者注
② 1英里约为1.6千米。——译者注

些液体将行进1.2万英里，大约是美国大陆东西距离的4倍。

尽管这个管道系统的总长度很长，但你还需要在距离泵最远的地方将液体在60秒内再循环回泵。这里说的是从脚趾到心脏，因为我明显是在谈心脏和循环系统，包括动脉、静脉和毛细血管。这颗神奇的心脏，需要在短跑运动员跑完约200米所需的时间内，推动一个红细胞通过循环系统。

即使在休息时，心肌的工作强度也是短跑运动员腿部肌肉的两倍。把一个网球紧紧攥在拳头里，就是在模仿心脏跳动一次将血液向前泵出的力量。训练有素的运动员可以将他们的心输出量（心脏每分钟泵出的血量）增加7倍，从每分钟5升增加到35升，也就是每分钟超过9加仑！左心室收缩的力量，推动血液通过人体6万英里的血管，其力量相当于从花园软管向空中喷射5英尺[①]的水。心脏一天产生的能量，足以让汽车行驶20英里。

将病人敞开的胸腔里的心脏握在手中，这种感受是难以言喻的。基本上，心脏就像强壮厚实的肌肉。你挤压它来维持血液循环（称为心内按摩）。突然，你感到心脏开始在你的手掌中跳动。一开始缓慢，然后越来越快，越来越有力。第一次感受这样的奇迹时，我心生敬畏。即使是一颗破损的心，我也能感到它在我手中有力地跳动。如果把心脏从体内取出，比如心脏移植，它会继续跳动15分钟，直到最终耗尽氧气和能量。

我们可以想象，古人是如何看待这个代表生命、自发跳动的器官的。他们推测，如果心脏代表生命，那它一定是灵魂的所在。

---

① 　1英尺约为0.3米。——译者注

第十八章

心脏解剖学

就连洋蓟也有心脏。
——《天使爱美丽》

人人都有一颗心，除了某些人。
——贝蒂·戴维斯

蓝鲸的心脏有1000磅重。它每一次心跳可以泵出58加仑的血液，每分钟跳动8到10次（图18.1）。成年女性心脏的重量约为半磅，男性心脏约为三分之二磅。人的心脏每跳动一次，可泵出0.02加仑的血液。伊特鲁里亚鼩鼱是世界上最小的哺乳动物，它的心脏只有0.00005磅重，每分钟跳动1511次。有意思的是，伊特鲁里亚鼩鼱的寿命只有一年，蓝鲸则能活80到110年。地球上心脏最小的生物是"Alpatus magnimius"，这是一种果蝇，身长不到0.01英寸，我们需要用显微镜才能看到它的心脏。章鱼和鱿鱼有三颗心脏。盲鳗也被人称作"黏鳗"，它有四颗心脏。蚯蚓则有五颗心脏。

目前已知最古老的心脏和血管，是在5.2亿年前的一块化石中发现

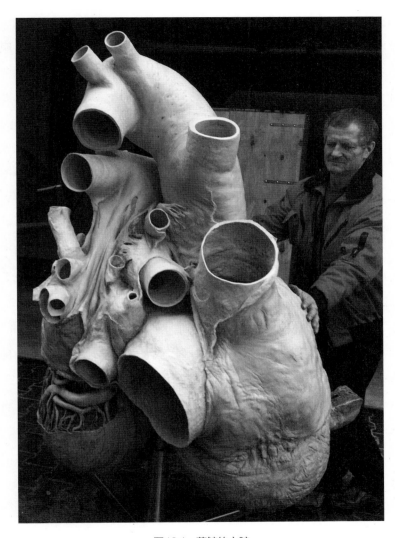

图18.1　蓝鲸的心脏

来源：dpa picture alliance/Alamy Stock Photo

的。人们在中国西南地区的澄江化石遗址，发现了延长抚仙湖虫（类似于史前虾）这一节肢动物的化石，可追溯到寒武纪。[1]这种动物的管状心脏位于背部，成对的血管穿过身体各部分，最终集中在大脑、眼睛和触角周围，这里需要大部分的营养和氧气供应。这种解剖结构非常成功，在今天的节肢动物身上仍能找到。这些无脊椎动物具有外骨骼、分节的身体和成对的关节附属物，是今天最古老和所属物种最多的门类，包括昆虫纲、多足亚门、蛛形类和甲壳纲动物等。

鱼的心脏有两个腔室。爬行动物有三个腔室，即两个心房和一个心室，但短吻鳄和鳄鱼除外，它们有四个腔室。蜘蛛的心脏是一根直管，蟑螂的心脏有十三个腔室。

鸟类和哺乳动物（包括大多数人类）的心脏都有四个腔室：两个心房和两个心室。人的心脏若是只有三个腔室，则属于一种罕见的先天缺陷。"atrium"（心房）在拉丁语中的意思是"门厅"或"聚会场所"。心房是心脏的上层收纳室，接收来自肺部和身体的血液。"ventricle"（心室）一词来自拉丁语"ventriculus"，意为"小腹"。心室位于心房下方，是心脏的肌肉泵腔，将血液推送到肺部和身体其他部位。

* * *

　　一根阴茎拖着一颗心脏。

　　　　　　　　　　　　　　——古生物学家史蒂芬·杰·古尔德

不，这句话的意思不是你想的那样。在深海，外表极为丑陋的鮟鱇鱼嘴里长着尖牙，头上挂着一盏"阅读灯"来引诱猎物。它们有一种独特的交配仪式，称为"性寄生"。[2]娇小的雄鱼将自己的循环系统与雌鱼的融合在一起，以此附着在雌鱼身上。[3]它的内脏、鳍、眼睛等大部分身体器官都会逐渐退化，最后只剩一颗两室的心脏，为生殖器供血。雄鱼从雌鱼的血液中获取营养，雌鱼则按需获取雄鱼的精子。

* * *

人的心脏实际上是两个泵。心脏的左右两侧有不同的功能。心脏的右侧将身体返流的缺氧血液泵回肺部。肺部为红细胞装载氧气，然后氧气流向左心。心脏的左侧将富含氧气的血液泵到身体其他部位。心脏持续不断地将这些含氧血液输送到你体内几乎所有的细胞中。只有你的眼角膜没有血液供应。

血液流经心脏的具体回路如下：耗尽氧气、携带二氧化碳的血液，通过静脉系统从全身返回到右心脏（图18.2）。这种缺氧的血液来自身体最大的静脉，也就是上腔静脉和下腔静脉，它首先进入右心房。然后，这些血液通过打开的三尖瓣被吸入并推入右心室（心脏瓣膜不停开合，以保持血液向前而不是向后流动）。右心室推动血液通过肺动脉瓣进入肺动脉，然后进入肺部，那里的毛细血管分布在三亿个小气囊（肺泡）上。在气血屏障中，血红蛋白（红细胞中的一种蛋白质）释放二氧化碳并吸收氧气。含氧的血液从肺部流出，通过肺静脉，进入左心房。

接下来，这些血液被吸入，通过二尖瓣（又称僧帽瓣，因形似主教的冠或帽子而得名）泵入左心室。左心室挤压（或收缩）时，含氧血液被推向全身，它通过主动脉瓣进入主动脉（最大的动脉，和花园

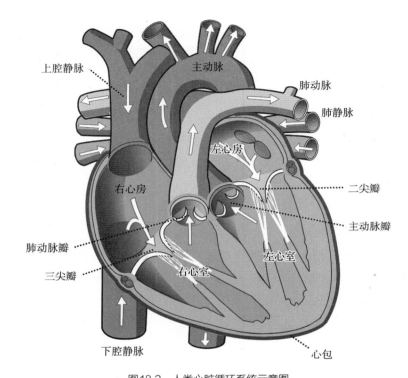

图18.2　人类心脏循环系统示意图

来源：Wapcaplet/Wikimedia Commons/Public Domain

浇水用的软管差不多宽），然后进入动脉、小动脉，最终进入六亿根毛细血管，这些毛细血管比头发细十倍，宽度只够让一个血细胞通过。向器官和组织释放氧气后，缺氧的血液通过小静脉、静脉、上腔静脉和下腔静脉回到心脏，然后回到右心房。这样的过程每天要重复10.8万次。

第十九章

心音

埃德加·爱伦·坡的短篇小说《泄密的心》（1843年）这样结尾："'坏蛋！'我尖叫道，'别再装蒜了。我招就是！——撬开地板！——这儿，这儿！——他那颗可恶的心在跳呢！'"

这名发了疯的讲述者，谋杀并肢解了一个老人。他坐着和警察谈话时（他坐的位置正对着地板之下藏着的尸块），听到老人的心脏开始跳动，起初是"一阵低沉、单一、迅疾的声音——特别像是裹在棉花里的手表发出的声音"。心跳声越来越大，他最终无法忍受，供认了自己的罪行。心脏的跳动是否象征着讲述者的罪疚？他听到的是自己的心跳吗？

爱伦·坡比喻成"裹在棉花里的手表发出的声音"的心跳声，英语用"thump-thump"或"lub-DUP"表示，意大利语用"tu-tump"，波兰语用"bum-bum"，挪威语用"dunk-dunk"，阿拉伯语用"tum-tum"或"ratama-ratama"，尼泊尔语用"dhuk-dhuk"，泰米尔语用"lappu-tappu"，马来语用"dup-dap"，印度语用"dadak"（印地语）或"hak-dhak"（乌尔都语）。

大多数人认为心音是心脏跳动的"怦怦"声。英语中的"lup-DUP"实际上是由心脏瓣膜关闭发出的声音。第一个心音"lup"，是由二尖瓣和三尖瓣（心房和心室之间的瓣膜）同时关闭产生的。第二个心音"DUP"，是由主动脉瓣和肺动脉瓣（通过这些瓣膜，血液从心室泵到身体和肺部）几乎同时关闭而产生的。这两个音被称为第一心音和第二心音。

听诊器（后文将介绍更多关于它的内容）可以将许多心音传送到耳朵，包括杂音、咔嗒声、啪嗒声、怦怦声、摩擦声、奔马律和扑通声。扑通声并不是好的征兆，不过这种情况很少见，它是肿瘤在心脏瓣膜中来回摆动造成的。杂音很常见，可能是无害的（良性），也可能是异常的（病理性）。心脏杂音是血液湍流产生的声音——想象一下潺潺的小溪、湍急的河流或远处的隆隆雷声。心脏瓣膜硬化和无法完全打开（狭窄），或不能正确闭合并使血液向后渗漏（反流）是造成杂音的典型原因。这些症状有可能是轻微的，没有临床意义；也有可能很严重，需要做手术置换或修复，如果不处理，可能会导致生命终结。

其他异常的心音可能表示心脏瓣膜有问题、心腔之间有孔洞、心脏周围有积液或心力衰竭。这些声音可能是先天性异常（出生时就有心脏缺陷）造成的，比如室间隔缺陷（心脏左右两侧之间有孔洞），也可能是后天发育或畸形引起的。例如，如果你睡在中美洲或南美洲的茅草屋顶下，你可能会在夜里醒来时发现自己被一只从屋顶上掉下来的锥鼻虫咬了。这种虫子携带一种叫作克氏锥虫的寄生虫，这种寄生虫的感染可导致急性心包炎，或者心肌和周围心囊的损伤。听诊器检查可以发现新的心音，包括奔马律、摩擦声和杂音。

听诊器直到19世纪才发明出来，尽管古人没有听诊器可以用来听心音，但他们会把耳朵贴在病人、动物、伴侣和孩子的胸前，倾听他们的心跳声。当听到那代表生命的连续跳动的声音，他们知道那声音来自心脏。通过狩猎和祭祀动物、给人的尸体做防腐处理、解剖和活体解剖，他们了解到这些声音来自心脏。随着文明的发展，心音启发思想家、神学家和哲学家思考何谓生命，以及是什么造就了"我们"。他们想知道我们的情感、思想、意识的所在和生命的中心位于何处。大多数古代思想家断定，这个中心是心脏。因为当我们感到爱或恨，有好的或坏的想法时，心脏会跳得更快速、更剧烈。但作为意识和灵魂所在这方面，心脏也有竞争对手。人被击中头部（而非胸部）后，会失去意识。早在古希腊，大脑中心论者就认为，统治我们思想和情感的是大脑而不是心脏。心脏和大脑的这种竞赛，一直延续到了今天。

第二十章

血的颜色

血液即生命。

——布莱姆·斯托克《德古拉》

血债血偿。

——莎士比亚《麦克白》

血液是生命的本质。血液就是生殖力。肯尼亚南部的马赛人在婴儿出生或女儿结婚时喝牛血（也给醉酒的长者喝牛血来缓解宿醉）。对大多数古代文明来说，是血液将"生命"输送到身体各个部位。

血液也是疼痛和苦难。在基督教中，基督的血代表着其为人类赎罪而死。血液是那些超自然的存在的食物。血即是家族——还记得"血浓于水"这句话吧。

人类的血液深浅程度不一，但都为红色，因为红细胞里有含铁的血红蛋白。动脉中的富氧血液呈鲜红色或深红色。静脉中的缺氧血液呈暗红色或褐红色。血液约占人体总重量的8%。这是25万亿个红细胞，每个红细胞中有2.7亿个血红蛋白分子。每个血红蛋白都可结合4

个氧分子，也就是说，每个红细胞中有10亿多个氧分子。一名中等身材的女性体内大约有9品脱（约5升）血液，一名中等身材的男性体内大约有12品脱（6~8升）血液。如果失血20%，人就会出现失血性休克。

你的静脉看上去像蓝色的，但它其实是红褐色的，因为其中流过的是缺氧的血液。它们看似蓝色，是因为皮肤和皮下脂肪散射了红光，静脉附近的皮肤反射的红光较少，蓝光较多，因此静脉呈现蓝色。窒息的人会"变蓝"，是因为他们皮肤下的血液缺氧，加上光的散射现象，所以身体呈蓝色。

那么，"蓝血贵族"是什么人呢？蓝血是西班牙语"sangre azul"的直译，这一称号可以溯源到17世纪卡斯蒂利亚最古老和最骄傲的家族。这些贵族十分自命不凡，他们宣称，他们从未与摩尔人、犹太人或其他种族通婚。这一说法的起源可能是因为与肤色较深的普通人相比，这些肤色白皙（苍白）的王室成员的血管明显发蓝。这个短语后来用来指代所有的欧洲贵族，以描述其静脉和皮肤的蓝色外观。

王室成员执着地认为自己"不受太阳影响"，因此不会变黑。晒黑是体力劳动者的标志。近乎半透明的白皙皮肤成了王室形象的一部分，是美的标志。还有一种理论认为，从餐具中吸取银（只用银杯喝酒的人）会导致银质沉着病，而银质沉着病会导致皮肤变成蓝灰色。

确实也有一些生物的血是蓝色的，例如甲壳类动物、蜘蛛、蝎子、马蹄蟹、乌贼、章鱼或其他软体动物。它们的呼吸色素不是含铁的血红蛋白，而是含铜的血蓝蛋白。

水蛭和蠕虫，以及一种新几内亚蜥蜴的血液都是绿色的。海鞘这样的无脊椎动物，血液是黄色的。其他海洋无脊椎动物，比如命名很糟糕的"阴茎虫"，血液是紫色的。鳄冰鱼的血液则是透明的。

在大多数古代文明中，人们认为是血液将生命输送到身体各个部位。在许多祭祀仪式中，血液几乎和心脏一样重要，无论是古代维京人把用于祭祀的马血收集在碗里并泼到祭坛和参与者身上，还是玛雅人在仪式中放血并涂抹到神像上，或是现代的年轻马赛男性在成年仪式上喝公牛的血。

第二十一章

心脏的电系统

痛苦以电的速度抵达心脏，

但真理如冰川般缓慢向心脏移动。

——芭芭拉·金索沃《动物梦》

有两类心脏病医生：管道工和电工。

——医学博士文森特·M.菲格雷多

与心脏出现电问题（心率不正常、不稳定）的病人谈话时，我会告诉他们，心脏病医生分为两类："管道工"和"电工"。我是心脏"管道工"，而他们需要的是心脏"电工"。我会把他们介绍给我的一位搭档，他专门治疗心律失常，放置心脏起搏器和除颤器。他是一名电生理学家。

意大利物理学家卡洛·马泰乌奇曾将青蛙的心脏与它的腿部肌肉连接起来，他发现青蛙每次心跳时，腿部肌肉都会抽搐。他在1842年推测，每一次心跳都伴有电流。心脏有自己的电系统！[1]

如果心肌中没有电流传送，就不会有心跳和心脏泵血。充当微型起搏器的特殊心脏细胞发出电脉冲，刺激其余的心肌细胞收缩，并将电脉冲传播到邻近的心肌细胞。心肌细胞同步收缩，导致整个心肌一齐挤压，从而有效地将血液传递到心腔、肺部或身体其他部位。

起搏细胞的电压，随着带电离子（钠、钙、钾）进出细胞壁而变化，周期性地达到触发电脉冲的电压阈值。正常人在休息时，这种情况大约一秒或一秒半发生一次。女性平均每分钟心跳78次，男性平均每分钟心跳70次。出生时婴儿的平均心率为每分钟130次。大象的心跳是每分钟25次，金丝雀的心跳是每分钟1000次。

人体心脏的电系统大约每分钟循环75次，每小时循环4500次，每天循环10.8万次，每年循环3940万次。人活到80岁的话，一共要循环超过30亿次。

惊人的是，在我们一生中，心脏的电系统通常从不出故障。但在20世纪中叶以前，假如你心脏自身的起搏器停止工作，你就完蛋了。如今，与火柴盒一般大小的机械起搏器（现在有些甚至只有维生素片那么小）延长了我们的寿命。心脏起搏器植入者的平均年龄是75岁。心脏的"天然起搏器"一般可以使用75年以上，而大多数机械起搏器的电池仅使用6到10年就需要更换。科学家正在研究植入式的生物起搏器细胞，以此作为一种替代方案。

第二十二章

何谓心电图

　　1887年，奥古斯都·德西雷·沃勒测量了他的狗吉米的心脏电活动。在关于心脏电系统的讲座中，他把吉米的四肢放在装有盐水的盆里，然后把盆和毛细静电计连接起来（图22.1）。一面成像板被固定在缓慢移动的玩具火车上，毛细静电计则将心跳的图像投射到成像板上，由此产生的图案呈现出一种波形，他称之为"电图"（electrogram）——一种来自心脏的电报（telegram）。虽然有些粗糙，但这是心脏电系统的第一次记录。[1]

　　心脏跳动是由于心肌细胞有节奏地收缩。心肌细胞之所以会这样，是因为心脏中的起搏细胞向其发送电脉冲。这种电流很强，强到可以被测量出来。由此产生的信号可以被记录在移动的纸上（现在的话则是在电脑屏幕上），即心电图（ECG）。它也叫作EKG，来自德语"elektrokardiogramm"。"Elektro"源自希腊语，意为"琥珀"，被认为具有吸引的力量，就像电一样；"kardio"源自希腊语，意为"心"；"gramm"源自希腊语，意为"画"或"写"。

　　威廉·爱因托芬首先使用了"心电图"这个术语。1902年，他发

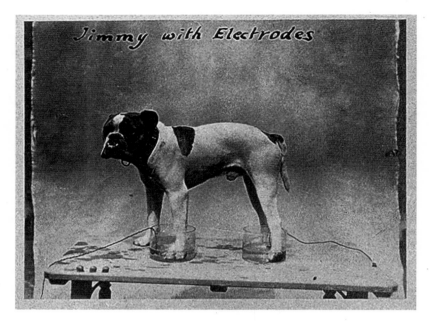

图22.1　接上电极的实验犬吉米

来源：Wellcome Collection, Attribution 4.0 International (CC BY 4.0)

表了第一张与我们现在所知道的现代心电图类似的心电图。他不想使用沃勒的术语（A，B，C，D，E）来表示心电图上的"波"，所以使用了P，Q，R，S，T，U，这些字母一直沿用至今。他发明了一种精确测量心肌电活动的方法，需要使用一种叫作弦线电流计的设备。这台心电图机由一系列极细长的镀银石英丝组成，这些玻璃丝能够传导心脏产生的电流。为了制造出足够细的石英丝，爱因托芬将熔化的石英蘸在箭尖上，在实验室另一端把箭射出，将石英拉伸成极细的丝。然后，他将镀银的丝线放在强大的磁场中。患者的双臂和左腿浸泡在盐水罐里，以增强传导。将丝线连接上盐水罐，磁铁会根据患者的心脏电流将丝线弯曲到不同程度。这种位移被投射到照相底片上，形成一个尖状图。爱因托芬最初发明的心电图机重达600磅，需要五名操作员，并且必须不断用水冷却，以防止电磁铁过热。如今医生办公室里的心电图仪只有几磅重，智能手表上的心电图仪则几乎没有重量。

1905年，爱因托芬通过电话线将心电图从医院传送到1.5公里外的实验室，这是第一次远程医疗！1924年，爱因托芬因发明心电图仪而获得诺贝尔生理学或医学奖。由霍勒斯·达尔文（查尔斯·达尔文的儿子）管理的剑桥科学公司，是20世纪30年代生产商用心电图仪的几家制造商之一。

心脏电系统是为了最大限度地发挥心脏的泵血作用而设定的。心脏的主要起搏器是窦房结，位于右心房的高处（图22.2）。它有节奏地

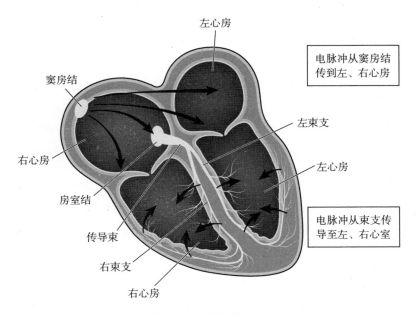

图22.2　心脏的电传导系统

来源：Copyright © 2022 UpToDate, Inc

发出每秒1到1.5次的电脉冲。电脉冲首先通过左右心房，导致心肌细胞收缩，心房将血液向前挤压到心室。然后，来自心房的电信号集中于另一个起搏器，即位于心房和心室之间的房室结。房室结延迟电脉冲的时间，使心室充满血液。然后它将电脉冲发送到心室的心肌细胞，让心肌细胞向前挤压血液，然后从主动脉和肺动脉流出。

* * *

如果心脏有电系统来维持其功能（可由心电图记录），那么外部的电刺激可以让停止跳动的心脏复活吗？ 1775年，丹麦物理学家尼科列夫·阿比德加德（Nickolev Abildgaard）在鸡的头部两侧放置了电极并放电，导致鸡倒地而死。他在鸡身上反复放电，但没有效果，直到他将电极放到鸡胸处。鸡的胸部被电击了一下，这只鸡站了起来，摇摇晃晃地走开了。这就是第一例心脏除颤！

1792年，博学多才的普鲁士人亚历山大·冯·洪堡试图让一只死雀复活。他将银电极插入雀喙和直肠，然后通电。这只鸟睁开眼睛，拍打着翅膀，几分钟后又死去了。之后他在自己身上做了同样的实验，但并不顺利。

1882年，德国医生雨果·冯·齐姆森（Hugo von Ziemssen）遇到一位46岁的女性，她切除了一个位于胸部的肿瘤，心脏透过一层薄薄的皮肤露了出来。他发现，他可以通过对她的心脏表面施加电脉冲来改变她的心率。她没有感到电击，但确实感到心跳加快了。

心脏病学家阿尔伯特·海曼认识到心跳是一种与电有关的现象，他发明了一种技术，将带电的镀金针插入患者的胸部和右心房，来刺激停止跳动的心脏。心脏起搏成功了！ 1932年，海曼开发了一种由手摇发电机驱动的装置，他称之为"人工心脏起搏器"，这个术语被沿用至今。

电气工程师威尔森·格雷特巴奇研发出一种方法，使电系统不再工作的心脏起搏，进而在1960年发明了植入式心脏起搏器。此后不久，米歇尔·米罗斯基（Michel Mirowski）于1980年研制了第一台自动除颤器，并成功将其植入人体内。它可以通过电击，使处于危险中的人摆脱危及生命的心律失常（如室性心动过速），无论他身处何地。

我有个病人是猎鹿人。有一次，他进入树林几英里后，身上的除颤器震动起来，把他击倒在地。但他还能站起来，走回他的卡车那里，然后开车去了当地的医院。植入的除颤器救了他的命。现在，他仍行走在远离医院和人烟的树林里。

第二十三章

何谓血压

我的医生今天早上告诉我，我的血压降得很低，
我可以看报纸了。

——罗纳德·里根

萨穆埃尔·西格弗里德·卡尔·里特尔·冯·巴施（Samuel Siegfried Karl Ritter von Basch）是一位奥地利裔犹太医生，因担任墨西哥皇帝马克西米利安一世的御医而闻名。他在1891年发明了"血压计"（sphygmomanometer）——是的，你的血压计就叫这个名字[1]。"sphygmos"来自希腊语，意为"脉搏"；"manos"来自希腊语，意为"稀薄"或"稀有"；"metron"来自希腊语，意为"测量"。

血压是血液施加在全身动脉血管内部的压力。心脏跳动时，会产生压力，推动血液通过动脉树，将含氧血液输送到身体的每个细胞（角膜除外）。心脏在两次跳动之间放松时，动脉中血液产生的压力就是舒张压（diastolic，来自希腊语，意为"分离"）；心脏跳动时，所施加的压力是收缩压（systolic，来自希腊语，意为"一齐拉"）。心跳产生的压力，能使血液喷射到30英尺高的空中。

正常人的血压为收缩压低于120毫米汞柱，舒张压低于80毫米汞柱，即120/80。狗的血压应当在130/75左右，猫在130/80左右，老鼠是120/70，马是110/70，大象是180/120。正常血压最高的哺乳动物是长颈鹿，达到280/180，因为它的心脏离大脑足有6英尺那么远。

美国有近半数成年人（占全世界四分之一）患有高血压。[2]高血压是指收缩压和舒张压持续偏高，高于120/80的健康血压。它常被称为沉默的杀手，因为它可能会在没有其他显著症状的情况下，导致危及生命的中风或心脏病。遗传（来自父母）、年龄、肥胖、吸烟、酒精、盐、缺乏运动、糖尿病和肾脏疾病都可能引起高血压。

随着时间推移，高血压产生的作用力和摩擦会损伤动脉内壁。胆固醇渗入受损的动脉壁，形成动脉粥样硬化斑块。高血压如果不治疗，会造成长期后果：心脏病发作或心力衰竭、中风、肾衰竭、外周动脉疾病和性功能障碍。

在古代，人们就已对高血压的症状有了认识。古埃及、中国和印度的医学文献都描述过"脉搏僵硬并突然加快"的病人，这些病人后来都没活多久。当时推荐的治疗方法有放血或用水蛭放血来降压。

富兰克林·德拉诺·罗斯福是一个典型的案例，说明高血压不治疗就会出问题。[3]罗斯福在1933年就任总统时，已患有轻微的高血压，约为140/90毫米汞柱。到1944年，他的血压超过200/120毫米汞柱，并表现出心力衰竭的症状。在雅尔塔会议上，罗斯福的血压为250/150毫米汞柱，他喘气声明显，广播讲话时都无法说出一句完整的话，这表明他有严重的心力衰竭。一些历史学家认为，斯大林乘这位总统身体虚弱之际，决定了东欧的命运。1945年4月，罗斯福坐着让一位画家为他画肖像，突然抱怨说这辈子从没这样头痛过，然后就昏倒了。

他的最后测量血压是350/195毫米汞柱，死于脑内出血——血管破裂导致脑内出血。对罗斯福来说，不幸的是，第一种有效且可耐受的降压药直到20世纪50年代才问世。

为什么高血压仍然被称为"必要的"？[①]除了心脏病发作和中风由它引起，它还对什么是必要的？在20世纪初，医生们认为，一旦动脉粥样硬化，人体就必须提高血压来灌注重要器官，如大脑和肾脏。医学家威廉·奥斯勒爵士在1912年指出："额外的压力是必要的，这再自然不过，就像所有大型灌溉系统，都有老旧、结垢的主干道和杂草丛生的水渠。"[4]我们现在知道事实并非如此，但这套术语尚未改变。

治疗高血压一直是我的职业兴趣所在。我接受职业教育，成为一名高血压专家，了解高血压的潜在机制，以及如何更好地治疗高血压。接受药物治疗时，我的患者都说自己不觉得难受。我的任务是让他们了解高血压在心脏病发作、心力衰竭、中风中扮演的角色。医生们"稳定住"他们的血压后，他们确实感觉好多了，这常常令他们惊讶。我知道，自己成功延长了患者的健康生命。

降低血压可使心脏病发作的风险降低25%，中风的风险降低35%，心力衰竭的风险降低50%。[5]所以，正如美国心脏协会强调的那样（是的，精神压力会让血压增高），了解你的血压数值，做出重要改变吧！

---

① 原发性高血压的英文为 essential hypertension，essential 有"必要的""不可或缺的"之意。——译者注

第二十四章

何谓心力衰竭

人的心向爱的高峰攀登，可以随时休息，

从恨的陡坡上往下走，就难得停步了。

——奥诺雷·德·巴尔扎克《高老头》，1835年

母亲的心是一个深渊，在它的最深处你总会得到宽恕。

——奥诺雷·德·巴尔扎克

奥诺雷·德·巴尔扎克是19世纪法国的小说家和剧作家，著有《人间喜剧》，这部作品描写了拿破仑·波拿巴倒台后一段时期法国人的生活。巴尔扎克患有"充血性心力衰竭"。[1]由于心力衰竭，他的身体积液严重，双腿严重水肿（充满积液）。他的朋友维克多·雨果写道，巴尔扎克的腿就像咸猪油。医生将金属管插入他肿胀的皮肤（可能已经感染了蜂窝组织炎），试图抽出他腿部的积液。他很快得了坏疽，不久就去世了，享年51岁。

感染、化学损伤、创伤或血液供应不足，种种因素都会损害人体器官。最后共同的结果是器官衰竭，如肝衰竭和肾衰竭，病情发展到

无可挽回的时候，则是多器官功能衰竭。

心脏这台泵由于某种原因无法正常工作时，就会引起心力衰竭。最常见的原因是冠状动脉粥样硬化性疾病，以及由此导致的心脏病发作，还有一些原因，比如酗酒、病毒感染、心脏瓣膜问题和化疗（不胜枚举）。由于血压下降，循环功能不佳，流向身体细胞的血液也随之减少。为了让含氧血液继续输送到细胞和组织，身体必须提高血压。激素被释放，进而增加心率，迫使肾脏保留液体以增加血容量（因此提高了血压）。虽然这在一段时间内有效，但随着体液积聚并泄漏到组织中，身体便会充血，因此就有了"充血性心力衰竭"这一说法。

最终，身体会充满体液，尤其是腿部（重力造成的），就像巴尔扎克的情况一样，而腹部和肺部也无法避免。人们研发出了药物来暂时防止这种最终的结果，但未能抑制充血的进程。在21世纪，新的治疗方法已经被发明出来，可以减少心力衰竭症状和死亡的病例。心室辅助装置和心脏移植现在已经成了常规手术。研究人员正在研究将健康细胞注入衰竭的心脏以重建肌肉。内科科学家正在研究异种移植——是的，就是把动物的心脏移植到人体内。

目前已知最古老的心力衰竭病例，可能是3500多年前的一位名叫内比里（Nebiri）的埃及高官，他生活在法老图特摩斯三世统治时期。[2] 内比里最初于1904年在卢克索王后谷的一座遭劫的坟墓中被发现，他的头颅和各种器官被放在卡诺皮克罐中，这表明他死时在45至60岁。经肺部检查，人们观察到他的肺部空气中有积液，这意味着内比里患有肺水肿和心力衰竭。

早在14世纪，水肿（dropsy，源自古法语hydropsie，可追溯到希腊语hydrops或hydro，意为"水"），也就是我们现在所知的充血性心力衰竭，就意味着生命即将终结。[3]患者身体肿胀，最终因肺部积液或肿胀的腿部感染而死亡。当时还无人知晓心脏衰竭的病因。内科科学家首先需要了解，心脏在血液循环和将液体输送到身体各部位的过程中所起的作用。最早是古埃及人、古中国人和古印度人提出了这一点，要理解心脏管理体液的作用，了解这种循环是第一步。直到17世纪，威廉·哈维才冒着生命危险，违背教会教义，阐述了心脏跳动的原因及其在血液循环中的作用。

第二十五章

何谓冠心病

你知道我曾是个万人迷，而现在我是个冠心病患者。

——门基乐队的戴维·琼斯

早在公元前6世纪，古代阿育吠陀文献《妙闻本集》就将这种症状描述为"hritshoola"，意为"心脏上长刺"，古希腊人称之为"胸中闪电"，威廉·赫伯登在1768年首次将其称为"心绞痛"。而今天，我们通称其为"冠心病"。"冠心病"（coronary）一词来自拉丁语"coronarius"，意为"王冠"。冠状动脉环绕着心脏，就像女王或国王头戴的冠冕。

冠状动脉为心肌提供含氧的血液，它在远古时期的肺鱼体内就存在了。它们为各种物种的心脏提供氧气和营养。在哺乳动物和鸟类的身体中，冠状动脉变得粗壮，其分支（小动脉和毛细血管）的网络也扩大了，它们为每一个心肌细胞提供营养。一亿年前的肺鱼有两条冠状动脉，我们人类现在仍然有两条冠状动脉。对进化的过程来说，扩张这些动脉及其分支，比制造出更多动脉要容易。

左冠状动脉和右冠状动脉在主动脉瓣上方离开主动脉。这两条动

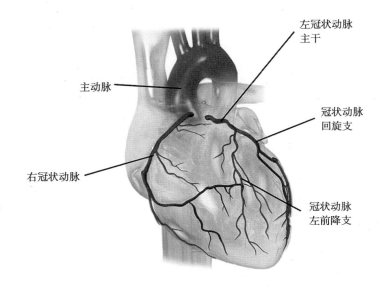

主动脉

左冠状动脉
主干

冠状动脉
回旋支

右冠状动脉

冠状动脉
左前降支

图25.1　冠状动脉
来源：BruceBlaus/Wikimedia Commons/Public Domain

脉分支成小动脉，为心肌带来氧气和营养物质（图25.1）。如果其中一条被动脉硬化（胆固醇斑块）和血凝块堵塞，该动脉负责的心肌区域就会梗死。这就是为什么急性心肌梗死或"心脏病发作"有时被称为冠心病。患者会感到胸痛、呼吸短促，还可能由于危险的心律（包括心室颤动）而猝死。如果心脏病发作的患者幸运存活了下来，但冠状动脉打开得不够快，受影响的心肌区域也会被疤痕组织取代，而且这种变化不可逆转。今天，世界上超过三分之一的成年人死于心血管疾病，主要是心脏病发作。为什么这么多人得冠心病？

令人震惊的是，医生在检查1953年在朝鲜战争阵亡的年轻美国士兵的尸体时，发现了大量的胆固醇斑块堆积。[1]他们的平均年龄是22岁。这一点，后来在越南战争的伤亡人员（平均年龄26岁）[2]和横死的年轻民众（中位年龄20岁）[3]身上得到了确证。他们可都是年轻人！事实证明，早在我们十几岁时，冠状动脉内壁就可以开始形成脂纹。而由于我们现在的饮食习惯，这些脂纹变成了钙化的胆固醇斑块，继续在动脉壁上增长。詹姆斯·赫里克医生在1912年将其称为"动脉硬化"。[4]

这些胆固醇斑块成为动脉壁内壁上的"火山"，随时等待着爆发。如果斑块的硬钙帽裂开，多脂肪胆固醇的核心渗入血液，人体的凝血系统（防止身体受伤后出血失控）就会被错误地激活。血液中的血小板迅速聚集，形成血凝块。正是这种血凝块，即"冠状动脉血栓"，导致心脏病发作。

冠心病是亚当·哈默（Adam Hammer）医生在1878年首次发现的，他推测他的一个病人的心脏因冠状动脉堵塞而停跳，并在验尸时证实了这一点：病人的一条冠状动脉被果冻状的血块堵塞了。1955年，美国总统德怀特·艾森豪威尔打高尔夫时得了冠心病，需要住院治疗。问题是，他正为1956年连任总统而竞选。为了降低事情的严重性，艾森豪威尔的医生和工作人员报告说总统只是得了"轻微的冠状动脉血栓"。总统特意下车走进医院，没有任何问题，据说他身体状况一切正常。他赢得了连任。

"别得冠心病"（don't have a coronary）这一短语最早用于20世纪60年代，意思是"冷静下来"，也可以表示"别心脏病发作"。

在我的职业生涯中，最紧张和激动的时刻之一是有一次被叫到急诊科，医治一名急性心肌梗死的病人。那位病人很害怕，我也为他感到害怕。最近有个病人问我："我是不是得了冠心病？"因此就有了本书的这一章。他不知道，他还能和我说话，这已经够幸运的了，因为心脏病发作造成的死亡，有半数都发生在病人到达医院之前。我的任务是迅速稳定病人的病情，并尽快把形成血栓的冠状动脉打开——时间就是肌肉①！

---

① 心脏病专家经常使用的术语，来自"时间就是金钱"，用于强调在心脏病发作的情况下迅速干预的紧迫性。——译者注

第二十六章

性别、种族和
民族之于心脏病

在人类遗传学方面，我们都非常相似，有99.9%的相似度。但是，一些民族或种族群体是否更容易或更不容易患心脏病？男性比女性更容易死于心脏病吗？在2016年4月29日的TED演讲中，物理学家里卡多·萨巴蒂尼（Riccardo Sabatini）指出，每个人的遗传密码都可以写成26.2万页纸，或是172本厚重的大书。这些书中，只有大约500页是每个人独有的。如果来自外太空的智慧生命发现了我们，他们很可能会把我们都看作兄弟姐妹，甚至是双胞胎。我们人类自己要是都能这样看待就好了。

种族和族裔是社会建构的概念，几乎没有生物学或遗传学基础，但这些术语经常被用来指那些祖先来自非洲、亚洲或欧洲的，具有独特体貌（如肤色或出生国）的人。遗传因素会不会增加某个种族或民族患心脏病的风险？请思考一下以下差异：在美国，非裔美国人的高血压发病时间较早，死于心脏病或中风的可能性比非拉丁裔白人高

30%。[1]美国原住民大多数死于心脏病，其中36%的死亡案例发生在65岁之前。[2]拉丁裔美国人和亚裔美国人的糖尿病发病率明显高于非拉丁裔白人。

遗传基因对人们患心脏病的风险的确有一些影响，但现实是，生活方式和环境才是我们大多数人患心脏病的主要决定因素。心脏病是世界上大多数种族和民族群体的主要死亡原因，而人与人之间是否存在影响心脏病风险的潜在遗传差异？还是说，另有其他因素在起作用？

心血管疾病是西方最常见的（也是最可预防的）死亡原因。[3]亚洲、中南美洲和非洲的经济发展，导致人们生活方式改变、环境暴露增加，这些发展中国家的心脏病死亡人数迅速增加。因心血管疾病死亡的人数占每年全球总死亡人数的32%（过去十年增加了17%）。[4]新的风险因素，如肥胖、压力和不健康的生活方式，正导致与心脏有关的问题在全世界范围内不断增加（图26.1）。不管对于什么种族，80%的过早心脏病发作和中风都是可以预防的，[5]所以最多只有大约20%的心血管风险可能来自遗传。

在美国，心血管疾病使黑人的潜在寿命仅是白人的大约三分之一。使黑人易患高血压的遗传差异可能起到了一定作用。一些研究人员认为，生活在赤道非洲的人发展出了对盐敏感的遗传倾向，这意味着他们体内保留了更多的钠。这会增加血容量，进而提高血压。盐敏感性使身体能更好地保存水分，这在炎热又干燥的气候下是有益的。然而，经历了几代人之后，这些人的美国后裔仍然对盐特别敏感。较早出现的高血压可能导致过早中风或心脏病发作。

我们很容易得出这样的结论：美国的某些种族和民族有某些遗传

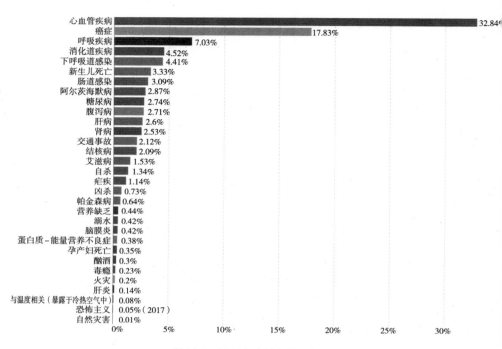

图26.1　2019年全球主要死亡原因

来源：Courtesy of Our World in Data

倾向和行为习惯（饮食、缺乏锻炼等），导致心脏病风险增加和过早产生。但这种解释并不能说明真正导致心血管疾病差异的原因。在美国乃至世界范围内，许多种族和少数民族在心血管疾病的诊断和护理方面，面临的障碍更多，接受的治疗质量较低，因此健康状况比白人患者更差。[6]这一差异与一系列复杂因素有关，比如收入、教育和获得医疗服务的机会。语言差异、文化信仰及传统习俗也会影响族群获得优质医疗护理的机会，以及人们寻求医疗保健的行为。

　　简单来说，就心脏的健康而言，你的邮政编码比你的遗传密码更重要。一个人的邻里关系和安全感，会对他日常锻炼和健康饮食的能力产生影响。一些低收入社区是"食品荒漠"，居民在那里吃不到健康的新鲜食物，不健康的快餐则相对便宜。医生规劝住在这类社区的居民要健康饮食、经常散步，却忽略了潜在的环境条件和相关的压力因素。此外，邻里间的不安全感也可能造成人们日常生活中的压力，并增加压力应激激素，据说这两者都会增加患心脏病的概率。人们评估与处理少数族群的心脏病风险时，没有将他们在日常生活中累积的压力也考虑进去。

　　心脏病发病率、发病年龄和危险因素（如糖尿病、吸烟和肥胖）盛行程度的差异，大多与社会经济地位、自然环境、就业状况、医疗机会和社会支持有关。在心血管的健康风险因素中，社会因素所占比重比其他任何领域都大。为查明这一差距是不是造成心脏病差异的主要原因，我们首先需要确保所有人都能获得高质量的医疗保健服务。这是实现健康公平的当务之急。具有文化敏感性的预防性心脏护理项目，以及改善食品来源和安全，对于这些社区的健康是必要的。增加有色人种在医学领域的数量，也可以提高卫生保健提供者的文化素质。环境和遗传的差异可能会导致健康差异，我们需要有更多专门针对这类因素的研究（并采取行动！）。幸运的是，美国心脏病学院和美国心脏协会已将这一点以及性别不平等问题确立为核心任务。[7]

* * *

　　在美国，男性比女性更容易死于心脏病发作，但随着人口老龄化，女性似乎正在"迎头赶上"。女性患心脏病的时间比男性晚7到10年。[8]雌性激素被认为在绝经前可以防御心脏病（相反，这种性别差异可能是男性雄性激素带来的不利影响）。然而在美国，心脏病是女性死亡的主要原因，而且自1987年以来，每年死于心脏病的女性都多于男性。[9]

心脏病发作时，男性往往有胸闷的典型症状，而女性往往表现为非典型症状，如突然气短、消化不良、新产生的或剧烈的疲劳感，以及颈部、下颌或背部的疼痛。这往往会耽误女性的治疗，因此，女性在心脏病发作后往往状态很差。女性得不到类似的治疗，在医院逗留时间更长，活下来的女性也更少。此外，女性第一次心脏病发作时一般年龄较大，死亡的可能性比男性高50%。

尽管每年女性死于心脏病的人数是乳腺癌的十倍，但研究表明，与男性相比，医生不太与女性讨论心脏病风险。[10]因此，女性更不可能接受指南导向的预防医疗，尽管至少有两项引发心脏病的主要风险因素，即糖尿病和吸烟，给女性带来的心脏病风险明显高于男性。

* * *

近年来，一些对自己的祖先感到好奇的人在家做了DNA测试，分析出决定个人种族和民族遗传的DNA中的微小变化。在不久的将来，临床医学科学家将能够分析一个人独特的DNA，并了解其对特定疾病的遗传倾向或易感性。有了这些信息，我们将能更好地确定遗传和环境因素在心脏病风险中起的作用。

第二十七章

运动员猝死

心脏病的最初症状往往是致命的。

——美国游泳运动员迈克尔·菲尔普斯

还记得 NBA 爵士队绰号"手枪"的皮特·马拉维奇、洛约拉马利蒙特大学的汉克·盖瑟斯、波士顿凯尔特人队的雷吉·刘易斯，以及马拉松运动员瑞安·谢伊吗？他们都在体育比赛中因未被察觉的心脏病发作而不幸离世。在美国，每年大约有 75 名年龄在 13 岁至 25 岁之间的男女运动员突然死亡。[1] 在全世界，每年在体育活动时的突发性心脏死亡发生率为五万分之一。[2] 这些死亡案例一般都发生在运动中或运动后不久。

这些运动员生来就患有未被察觉的心脏疾病，他们的心脏在运动中突然出现纤维颤动（威胁生命的心律，导致心跳变得快速且不充分），然后停止跳动。如果不立即抢救，这些运动员会在几分钟内倒下并死亡。与运动员猝死有关的先天性心脏病包括肥厚型心肌病（心肌非常厚）、冠状动脉异常（冠状动脉或其在心肌中的走向异常），以及致心律失常性右心室发育不良和长 QT 间期综合征（两者都会导致心律失常而危及生命）。

筛查年轻运动员的心脏健康情况可能有助于防止这些悲剧发生。我很荣幸能与"西蒙之心"（Simon's Heart）合作，该组织由菲利斯（Phyllis）和达伦·萨德曼（Darren Sudman）创立，他们的幼子因QT间期延长综合征而猝死。"西蒙之心"团队已经为数千名高中运动员做了心脏筛查，他们对运动员猝死以及如何在学校使用自动体外除颤器（AED）做了许多教育工作。"西蒙之心"参与了地区和全国性的立法倡议，以提高人们对年轻运动员猝死的认识，并拯救了很多人的生命。

* * *

年轻运动员的猝死相对罕见，而一旦发生就很令人痛心。我们要记住，对绝大多数人来说，运动确实可以改善心脏健康。我总是跟我的病人说："心脏是一块肌肉，锻炼锻炼它吧。"定期的有氧运动可以通过多种机制改善心血管健康。这些机制包括降低血压、改善胆固醇水平、调节糖分、减轻体重、减少全身性炎症，以及改善心理健康。运动可以改善心脏和身体动脉的功能，并积极调节交感神经系统（心脑连接）。

多大的运动量才合适呢？美国疾病控制中心和美国心脏协会目前的建议是，每周5天，每天30分钟，或者每周共计至少150分钟的"心脏跳动"运动。[3]例如适度的有氧运动，包括快走、慢跑、游泳和骑自行车。网球、篮球和足球这类运动也算。定期运动与任何保护心脏的药物一样有效，能使人们患心脏病的风险降低50%。

第二十八章

"heart"一词

"heart"（心）一词来自古英语中的"heorte"，而"heorte"源自原始日耳曼语"hertan-"，后者则来自原始印欧语"kerd-"，衍生自希腊语"kardia"和拉丁语"cor"或"cord-"。在古英语中，"heorte"有多种含义，表示胸膛、灵魂、精神、勇气、记忆和智力（例如"用心"学习）。

从拉丁语"cor"这一词源来看，"cordial"（热情友好）最初指的是刺激心脏的药物，而"being cordial"是指从心里发出的热情、友好的情感。"record"最初是指用心学习，后来才用来表示存储信息的有形方式。"courage"最初是指通过讲述自己的全部心声来表达自己的想法，很久以后它才局限于表示"勇气"。

古往今来，"心"这个词已承载了太多含义。这并不奇怪，因为我们的祖先相信，心脏创造了情感，给予了勇气，承载了记忆，并容纳了灵魂。

* * *

"越是不见，心越思念"，这句习语据说来自公元前1世纪，古罗马诗人普洛佩提乌斯曾写道："爱的潮水总是更猛烈地涌向离别的情侣。"

"流血的心"（bleeding heart）最初描述的是对他人的不幸表示极大同情的人。早在14世纪，杰弗里·乔叟就使用过这个词，"流血的心"当时和耶稣的心及其对穷人、病人的悲悯相关。但到了20世纪，"流血的心"成了一个贬义词，指对他人的不幸处境表示过度同情的人。美国记者韦斯特布鲁克·佩格勒首先在1938年使用了这一短语，嘲笑罗斯福和杜鲁门政府。它后来被参议员乔·麦卡锡拿来攻击共产主义者，而后又被保守派政治家用来驳斥自由派。在2015年出版的美国国会议员杰克·坎普的传记中，作者将书名副标题取为"改变美国的保守派滥好人"（*The Bleeding-Heart Conservative Who Changed America*），让这一短语尽人皆知。"流血的心"还是一种荷色牡丹属植物的名字，这种植物有心形的花朵，呈下垂状。

"从心底"（from the bottom of one's heart）最早记载于1545年的英国国教《公祷书》中："众人违逆他的所有罪，你要从心底宽恕。"该短语意为"最真诚地"，表示的是埋藏在心中最深处的情感。这一表达可以追溯到维吉尔的史诗《埃涅阿斯记》（公元前29—公元前19年）。在维吉尔看来，心脏是思考和情感的所在地，最深邃、最根深蒂固的情感位于心脏最深处。《埃涅阿斯记》有云："然后埃涅阿斯从心底，由衷地深深叹了一口气。"书中还有："这就是他所说的话。他忧虑重重，脸上却装作满怀希冀，把痛苦深深埋在心底。"

＊　＊　＊

莎士比亚在《亨利六世》（1591）和《威尼斯商人》（1599）中，首次使用了"心满意足"（to your heart's content）这一短语。在《奥赛罗》（1604）中，莎士比亚使用了"流露情感"（wearing your heart on your sleeve）。这个短语以前指的是骑士比武时把女士的丝带系在手臂上，表明他真心爱她，为她而战。

"warm the cockles of one's heart"意为让人感到满足，令人内心温暖。这一短语可以追溯到16世纪中期，当时的科学文献通常是用拉丁文写的。拉丁语"cochleae cordis"意为"心脏的腔室"，一种观点认为，"cochleae"一词被写成了"cockles"，这可能是一个错误或玩笑，但它就这样延续了下来。另有观点认为，"cockle"（海扇壳，一种双壳类软体动物）形似心脏。我也想给出一个观点：在中世纪欧洲，有一种治疗胸痛的方法是吃用热牛奶煮的海扇壳，所以"加热海扇壳"（warm the cockles）会让人的心愉悦。

"心画十字，以死起誓"（cross my heart and hope to die, stick a needle in my eye）最早出现在19世纪末。这是一句证实某事为真的承诺，源于以十字架标志为基础的宗教宣誓手势。信仰天主教的孩子发誓自己所说为真时，会在自己胸前画一个"X"（十字架的标志），然后将手指向天空。

＊　＊　＊

"心脏病"（heart disease）这个词在1830年首次使用，"心脏病发作"（heart attack）是在1836年，"心跳"（heart beat）则是在1850年。多年来，人们创作出了许多与心脏有关的习语：衷心（heartfelt）、暖心（heartwarming）、心情沉重（heavy heart）、心弦（heart strings）、心愿（heart's desire）、痛心（heartache）、万人迷（heartthrob）、甜心（sweetheart），以及全心全意（heart and soul）。

含有"heart"的熟语还有很多：把它放在心上（take it to heart）、全心全意（with all one's heart）、抓住某事的关键（get to the heart of something）、觉得失落和伤心（feel a hole in one's heart）、改变主意（have a change of heart）、你就嫉妒吧（eat your heart out）、心地善良（have a heart of gold）、铁石心肠（have a heart of stone）、从心底里感到（feel in one's heart of hearts）。别忘了最近一个短语，它说的是一种能终结生命的餐食，即盘子上的心脏病发作（heart attack on a plate）。①

---

① 一顿特别不健康的饭菜（尤其是饱和脂肪含量高的饭菜）有时被称为"盘子上的心脏病发作"。——译者注

第五部分

现代心脏

第二十九章

启蒙与革命时代

头脑中有智慧，心灵中也有智慧。

——查尔斯·狄更斯，1854 年

17 世纪末，关于心脏的解剖学知识已经非常准确，威廉·哈维的双循环（肺循环和体循环）理论被广泛接受。文艺复兴时期，科学改变了人们对心脏的看法。心脏不再是情感和智力的所在地，不再是灵魂的所在。医生和科学家开始相信心脏只是一个机械泵，没有精神和情感层面的意义。从 17 世纪中期到 19 世纪，关于如何理解心脏和循环系统的工作原理、如何认识心脏疾病，以及如何诊断和治疗哲学疾病这些方面，人们经历了启蒙与革命的阶段，这个转变与工业上的机械化革命同时发生。

1664 年，英国医生托马斯·威利斯通过 在解剖学上的探索，将行为和生理功能赋予大脑的特定部位。[1]他的理论奠定了神经学领域的基础，并确立了大脑作为智力中心的地位。大脑凌驾于其他器官之上的观念变得深入人心。在启蒙运动时期（17 世纪—18 世纪）和革命时代（18 世纪—19 世纪），心脏开始被视为机械泵。

经过几千年的猜想和推测，马尔切洛·马尔皮吉终于在1661年证实了连接动脉树和静脉树的毛细血管的存在。[2]这位意大利科学家，出生于哈维发表关于心脏泵血和血液循环的历史性著作的那一年。他用一种叫作显微镜的新设备，检查了青蛙肺部的动脉和静脉，观察到连接最小动脉（小动脉）和最小静脉（小静脉）的毛细血管。毛细血管壁只有一个细胞那么厚，分布于全身。人体内没有一个细胞距离毛细血管超过20微米（约为头发直径的三分之一）。

理查德·洛厄被认为是第一个了解"血液通过肺部循环以获得氧气"的人，他在1665年用鹅毛笔将两只狗的动脉连接起来，进行了第一次输血。后来，他又用一只温驯的小羊和一个名叫亚瑟·科加（Arthur Coga）的精神不稳定的人做了试验。[3]输血后，科加没有死，还得到了20先令，他把这些钱拿来喝酒，但他的精神疾病并没有好转。人类对输血的研究又停滞了100年。

法国解剖学教授雷蒙·德·维厄桑斯（Raymond de Vieussens）于1706年出版了《心脏新发现》，书中呈现了心脏血管（冠状动脉和静脉）的解剖细节。[4]在1715年写的《心脏结构及其自然运动的原因》一书中，维厄桑斯详细描述了心包膜的形态，以及心肌纤维的方向（盖伦早在1500年前就观察到了心脏肌纤维的三个方向）。维厄桑斯还最早描述了二尖瓣狭窄（心脏瓣膜狭窄）和主动脉瓣反流（瓣膜泄漏）患者的临床表现和尸检结果。

心脏和循环系统这时已是医生和科学家的研究领域，然而，心脏病仍然被认为是极其罕见的。德尼·狄德罗和让·勒朗·达朗贝尔在《百科全书》（1751年）中写道："一般来说，我们认为心脏疾病是罕见的。"自公元1世纪老普林尼写下"心脏是疾病无法触及的唯一内脏

器官，不会延长生命的痛苦"以来，情况几乎没怎么变化。但这种观
念在革命时代开始改变。19世纪的医生开始认定胸部的疼痛与心脏有
关，代表生命即将终结。随着人们寿命延长，心脏疼痛变得越来越常
见。1800年之前，美国人的预期寿命不到30岁，1917年增加到54岁，
2019年为79岁。[5]

　　虽然"心脏异于其他器官，不会得病"的幻想破灭了，但心脏作
为爱的象征，继续被用在文学、音乐和日常生活中。第一张情人节卡
片出现在18世纪，卡片上就有心形图案。

* * *

　　1733年，英国牧师兼科学家斯蒂芬·黑尔斯测量了几种动物的血
压，他将细铜管和玻璃管插入动脉，测量血液柱上升的高度。在著作
《静力学论文集·血液静力学》中，他描述了第一次测量血压的过程：

　　　　我将一匹母马按倒，捆绑起来。这匹马有14掌高，大约
　　14岁，肩隆有瘘管，既不瘦也不肥：我在离它腹部约3英寸
　　的地方切开它的左小腿动脉，把一根直径为1/6英寸的铜管插
　　入其中，铜管另一端与一根几乎同样直径、长9英尺的玻璃
　　管相连。然后我解开结扎动脉的活结，血液在玻璃管内上升，
　　垂直高度达到左心室水平线以上8英尺3英寸，但它并没有立
　　即达到其最大高度……达到最大高度时，血柱会随着马的心
　　跳而上下波动2至4英寸。

还要过163年，人类的血压才能被准确地测量出来，这种测量也要到那时才变成一项常规操作。

* * *

心脏听诊的历史至少可以追溯到古埃及。希波克拉底说，把耳朵贴在病人胸口，可以分辨心肺的声音（直接听诊）。[6]诊治一名濒死的病人时，他说在这位病人身上听到了"像是醋沸腾"的声音，这正是我们现在所知的对急性充血性心力衰竭的典型描述。1000多年后，哈维同样用直接听诊的方法倾听心脏的声音，形容其就像"水箱抽水的啪嗒声"。将耳朵贴在病人胸前的做法由此延续下来，直到1816年勒内·拉埃内克（1781—1826年）发明了听诊器。[7]他看到几个小孩在卢浮宫的院子里玩圆木，一个小孩把耳朵贴在圆木一端，其他小孩用别针刮擦另一端。圆木传递并放大了刮擦声。酷爱吹长笛的拉埃内克对声音很敏感，他从这件事中受到了启发。他在论文《听诊》（*De l'Auscultation Médiate*，1819年）里写道：

> 1816年，有人叫我给一位小姐看病。这位小姐患有心脏疾病，面容憔悴，但她太胖了，用手叩诊无济于事。考虑到病人是年轻女性，刚才提到的另一种方法（直接听诊）显然也不合适。此时，我碰巧想起一个简单且众所周知的声音原理……把耳朵贴在木头一端，能清楚听到别针在另一端刮擦的声音。想到这一点，我马上把一张厚纸卷成圆筒状，将它的一端贴近病人的心脏部位，另一端贴到自己耳朵上。我十

分惊讶和欣喜地发现，相比直接用耳朵听诊，这种做法能更清楚地感知心脏的活动。

* * *

18世纪和19世纪，医生和科学家开始研发一些疗法来治疗某类心脏疾病，例如水肿（由于体液积聚导致的软组织肿胀，尤其是腿部的软组织肿胀）。威廉·威瑟林（1741—1799年）是英国医生和植物学家，他评估了一种治疗水肿的民间疗法，由20多种草药组成。他认定毛地黄是其中的有效成分，并让贫穷的病人试用毛地黄，发现这种药有助于减轻水肿。《毛地黄及其医疗用途》（1785年）是第一本系统描述植物如何应用于治疗的书，具体来说它谈的是如何用植物治疗心脏衰竭。

* * *

19世纪初，医生开始认识到心脏是不可靠的，而体检可以帮助诊断心脏疾病。心脏被揭开了神秘的面纱，医生与科学家开始为与心脏有关的疾病命名：心绞痛（胸痛或心痛）、心内膜炎（心脏或其瓣膜感染）、心包炎（心囊炎症）和心肌梗死（心脏病发作）。动脉硬化（来自希腊语arteriosclerosis，arteria意为"动脉"，sklerosis意为"硬化"）一词于1833年由法国病理学家让·洛布斯坦（Jean Lobstein）首次使用，用来描述随着年龄增长，钙化的脂肪沉积物聚集在动脉内壁上，使其收缩和硬化的情况。

1768 年，威廉·赫伯登在伦敦皇家内科医师学会发表了一篇论文，文中谈到一名病人在体力劳动后，觉得胸部有压迫感。[8]病人休息后，这种疼痛感减轻了。赫伯登将该症状称为"心绞痛"（angina pectoris），这个词源自希腊语的"ankhone"（意为"勒"）和拉丁语的"pectus"（意为"胸部"）。值得注意的是，赫伯登对心绞痛的诊断有误，他认为这种病是由胃溃疡引起的，而不是心脏。但他有一项观察是正确的：如果病情恶化，病人可能会突然失去意识并死亡。

直到40年后，托马斯·兰黛·布鲁顿爵士才提出用硝酸戊酯治疗心绞痛。硝酸戊酯也被用作氰化物中毒的急救措施，还可作为柴油的添加剂，加速燃料的点火。它缓解胸痛的效果很好，但使用时会伴随剧烈的头痛。后来，他尝试了一种相关的化合物——硝酸甘油，发现它在减轻心脏疼痛方面更有效。对了，硝酸甘油也是炸药的有效成分。

1891 年，非裔美国医生丹尼尔·黑尔·威廉姆斯在伊利诺伊州的库克县创办了普罗维登特医院，这是美国第一家可供黑人医师与护理师工作的种族融合医院。这家医院受到了弗雷德里克·道格拉斯的支持，因为它为非裔美国人提供了除人满为患的慈善医院之外的另一种医疗选择。1893 年，一名打架时胸部被刺伤的男子被送到医院，威廉姆斯切开了他的伤口，检查心脏，用羊肠线将心包（包裹心脏的囊）缝合到一起。[9]这标志着心脏外科手术的诞生。另一位外科医生亨利·道尔顿（Henry C. Dalton），两年前在美国亚拉巴马州为一名被刺伤的病患做了类似的手术，但他的文章在威廉姆斯的文章发表后才公之于世。这些手术不是针对心肌本身，而是针对周围的心包，却标志着心脏手术进入新时代。

第一例真正意义上的心脏手术发生在三年后的1896年，德国法兰克福的外科医生路德维希·雷恩（Ludwig Rehn）当时将手指伸进了一名22岁园丁的心脏，这名园丁在公园散步时被刺伤了心脏。

> "手指按压控制住了出血，但我的手指很容易就从快速跳动的心脏上滑了下来。心脏的收缩不受我触摸的影响。"他用羊肠线成功缝合了心脏上的豁口。"第一次缝合止住了血流。有了第一根缝线的牵引，第二次缝合就非常方便了。每次缝针，舒张的心脏就停止跳动，这让人很不安。缝至第三针后，血完全止住了。心脏费力地跳动了一下，然后又有力地收缩起来，我们这才松了一口气。"[10]

这位病人在第一次心脏缝合术中活了下来，心脏外科手术正式诞生。

* * *

路易十四的木乃伊心脏在法国大革命期间被盗。它最终落到了英国牛津郡努内汉姆庄园（Nuneham House）的哈考特勋爵手中。在1848年一次晚宴上，他拿出这颗核桃大小的心脏让客人传看欣赏。

威廉·巴克兰也是当天晚宴上的客人，他是威斯敏斯特学院的院长，博学多才，以其在地质学、古生物学和神学方面的专长而闻名。巴克兰开创了使用粪便化石重建生态系统的先河，创造了"粪化石"这一术语。据说他穿着学术袍搞地质研究，上起课来令人印象深刻，有时还会骑在马背上讲课。

威廉·巴克兰的家里堆满了动物和矿物的标本，有活的也有死的。他的最终目标是品尝地球上每一种动物，成为动物美食家。他用黑豹、鳄鱼和老鼠等"美味佳肴"来招待客人，这使他远近闻名。在哈考特勋爵的晚宴上，巴克兰接到路易国王的心脏，惊呼道："我吃过很多奇怪的东西，但从没吃过国王的心脏。"旁人还没来得及阻止他，他就把它塞进了嘴里。[11]

* * *

雅典的少女呵，在我们分别前，
把我的心，把我的心交还！
或者，既然它已经和我脱离，
留着它吧，把其余的也拿去！
请听一句我临别前的誓语：
你是我的生命，我爱你。①

——拜伦勋爵，1810 年

拜伦勋爵的好友珀西·比希·雪莱（《奥兹曼迪亚斯》和《西风颂》的作者）溺水身亡时，年仅29岁。他乘坐的船"唐璜"号（以拜伦的诗命名）在1822年遭遇了风暴。十天后，人们发现了他的尸体，并根据他口袋里约翰·济慈的诗集确认了他的身份。在海滩上火葬时，他的心脏无法燃烧（有人认为，由于雪莱早年患有结核病，他心脏周

① 《拜伦诗选》，查良铮译，人民文学出版社，2021年，第8页。——译者注

围的心包已经钙化)。他的朋友爱德华·特里劳尼把它从柴堆上取下来，送给了雪莱的遗孀、《弗兰肯斯坦》的作者玛丽。玛丽用一块丝绸裹尸布将心脏包好，一直带在身边，直到去世。[12]她死后，人们发现她丈夫的心脏被夹在他最后的诗集《阿多尼斯》里面。这颗心脏一直陪伴着雪莱的家人，直到1889年与他们的儿子珀西·弗洛伦斯·雪莱一起下葬。珀西·比希·雪莱的墓碑上写着"Cor Cordium"，即"心中之心"。

第三十章

20 世纪与心脏病

在生活中，偶尔会有一些难以言说的满足时刻，

无法用所谓的文字来解释清楚。

它们的意义只能通过内心无声的语言来表达。

——小马丁·路德·金

最优秀头脑之谨慎，往往会被最优秀心灵之温柔击败。

——亨利·菲尔丁

　　进入20世纪，"心"仍然是人们情感和精神生活的象征。然而，科学和医学此时已经把我们的思想、激情和推理牢牢地定位在大脑中。1871年，查尔斯·达尔文称大脑是"所有器官中最重要的"，但在比喻意义上，我们仍会心碎，我们仍会敞开心扉。做出人生中的艰难决定时，我们仍听从自己的内心。但如果心脏可以从一个人身上移植到另一个人身上，灵魂就不可能位于心脏。随着我们对人体、大脑和心脏越来越了解，我们对心脏的认知也永久改变了。它在生理上只是一个泵——一个重要的泵，但不是情感、意识、智力和记忆的所在。

在1900年的美国，肺炎是导致人们死亡的主要原因。心脏病排在第四位，在肺结核和腹泻之后。但是到了1909年，心脏病已经成为美国人死亡的主要原因（1918年至1920年西班牙流感大流行导致的死亡除外），一直持续到今天。[1]卫生设施、公共卫生和医疗（如抗生素）的改善，使传染病死亡人数下降。与此同时，人们的预期寿命增加了。心脏病和癌症等慢性病成为主要杀手。由于美国吸烟率提高（1900年时不足5%，1965年时上升到42%）、加工食品和饱和脂肪增多，以及汽车使用频率增加导致体育锻炼减少等因素，心脏病死亡人数稳步增加，在20世纪50年代和60年代达到顶峰。[2]

1948年，美国国会通过了《国家心脏法案》，宣称"国民的健康受到心血管疾病的严重威胁"。签署这项法案时，美国总统杜鲁门称心脏病"是我们最具挑战性的公共健康问题"。美国国家心脏研究所（现在的国家心肺和血液研究所）通过该法案筹建起来，隶属于美国国立卫生研究所。

公共教育活动降低了吸烟率，提高了人们对高血压和高胆固醇导致后果的认识。医生和科学家发明了更有效的心脏病治疗方法。1958年至2010年间，心脏病死亡率较20世纪50年代和60年代的峰值有所下降（图30.1）。[3]但心脏病仍然是美国和世界范围内的头号杀手。比如说，截至2022年7月，全球已有600多万人死于新型冠状病毒，而仅在2021年就有近2000万人死于心血管疾病。

* * *

我们对心脏病及其治疗方法的认识，在20世纪有了巨大飞跃。[4]

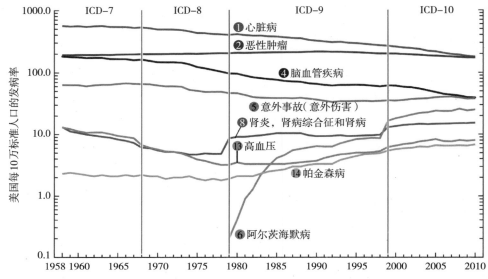

图30.1　选定首要原因的年龄调整死亡率：美国，1958年至2010年；
ICD是国际疾病分类；圆圈中的数字指的是在2010年作为
主要死亡原因的疾病排名

来源：CDC/NCHS, National Vital Statistics, Mortality

1899年，芝加哥病理学家路德维格·赫克通（Ludvig Hektoen）提出，冠状动脉中动脉粥样硬化斑块的积聚导致了心脏病发作。1912年，他的同事詹姆斯·赫里克医生撰写了具有里程碑意义的文章《冠状动脉突发性梗阻的临床特征》。他在文章中提出，心脏病发作不是因为冠状动脉内部堆积了过多的动脉粥样硬化斑块而最终关闭，而是由于动脉粥样硬化的冠状动脉中形成了血凝块（血栓），严重阻塞了流向下游心肌的血液。值得注意的是，与此同时，奥勃拉斯特索夫（Obrastzow）和斯特拉斯切斯科（Straschesko）在基辅也有同样的发现。[5]

尽管他们对心肌梗死的原因提出了以上的重大见解，但这种假设被医学界忽视了近70年。1980年，美国斯波坎市的医生马库斯·德伍德（Marcus DeWood）发表了一份关于322名心脏病患者的报告。德伍德在患者心肌梗死后24小时内，将导管插入他们的冠状动脉，并在拍摄Ẋ光的同时注射造影剂。他证明了血栓导致心脏病发作。不幸的是，当时人们治疗心脏病发作的方法是使用吗啡、卧床休息和祈祷。如果血块没有溶解，血块以外的心肌就会死亡（梗死）。球囊血管成形术是最近才发明的，当时还没有被广泛应用。而人们要到20世纪90年代才开始使用溶栓药物。

1977年，德国心脏病学家安德烈亚斯·格林齐希（Andreas Gruentzig）把他在厨房制作的球囊粘在冠状动脉导管顶端，对阻塞的冠状动脉实施了首例球囊血管成形术（angioplasty，来自希腊语angeion和plastos，意思分别是"血管"和"成形"）。作为冠状动脉搭桥手术（见第三十二章）的一种非手术替代方法，球囊血管成形术迅速普及，特别是在增加了支架（微型金属导丝网管，可防止膨胀的动脉往回缩）之后。到1990年，球囊血管成形术和支架植入术已经比冠脉搭桥更普遍。21世纪早期，人们开始给支架涂上药物，以防止动脉中形成瘢痕组织。第一种涂层药物是一种叫作雷帕霉素的抗生素，具有抑制细胞增殖的作用。它是在复活节岛土壤的霉菌中被发现的。

在格林齐希用粘在导管上的气囊打开狭窄的冠状动脉之前，必须有人敢于将第一根导管插入人类心脏。德国医生维尔纳·福斯曼接受了这项任务，在自己身上实施了人类第一次心导管插入术。这项技术是法国生理学家克劳德·伯纳德在1844年发明的，他用导管记录动物的心脏压力，并创造了"心脏导管术"一词。1929年，福斯曼不顾同事的劝告，说服了手术室护士格尔达·迪岑给他准备好无菌用品，协助他完成手术。格尔达表示同意，但要求福斯曼把她当作手术对象。

福斯曼假装同意了。他把她固定在手术台上，然后迅速麻醉自己的手臂，还是将一根导尿管插入了自己的肘前静脉（肘部前面缝隙中的大静脉），并将其推向心脏。然后他让她站起来，他们走到X光室，在那里他必须把导管继续往里推，直达他的右心房。之后他拍了X光照片来确认检查。可福斯曼非但没有得到赞誉，反而受到心脏病学界的谴责和排斥，于是他转行去了泌尿科。但多年后，在纽约工作的临床医学科学家安德烈·库尔南和迪金森·理查兹发现了他那篇晦涩难懂、被人嘲笑的论文，并提出用于记录心脏压力、血流和心室图像的心导管插入术。于是在27年后，也就是1956年，福斯曼终于获得了诺贝尔奖。

现在的医生可以在心脏内放置导管，注射造影剂，给心脏腔室造像。那么该如何给冠状动脉造像呢？克利夫兰诊所的弗兰克·梅森·索恩斯（Frank Mason Sones）实施了首例人类冠状动脉造影，但这纯属偶然。1958年，索恩斯给一名患有风湿性心脏瓣膜疾病的26岁男子做心导管插入术。他正准备拍摄患者左心室的图像，注射造影剂时，导管却不小心插入了右冠状动脉。"我们杀了他！"索恩斯惊呼。患者的心脏停止了跳动，但在几次深咳后又恢复了跳动。冠状动脉造影时代就此拉开序幕。

随着导管、X射线和造影剂的改进，冠状动脉造影变得更加安全，迅速在世界各地普及开来（图30.2）。格林齐希又往前推进了一步，用粘着球囊的导管打开了阻塞的冠状动脉。仔细想想，他只是个光荣的管道工。心脏已经失去了神秘感。它现在只是一台机器，医生可以疏理它堵塞的管道，让这台泵重新开始工作。如今美国每年会实施超过100万例心导管插入术。如果医生在"导管"中发现了冠状动脉疾病，病人就会开始"一天吃一片阿司匹林"。

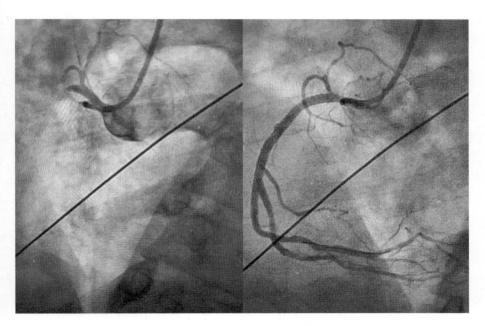

图30.2　心脏病发作时右冠状动脉球囊成形术前后的冠状动脉造影

来源：作者供图

第三十一章

阿司匹林

世上多数东西都不行，但阿司匹林可以。

——库尔特·冯内古特

楔形文字泥板和埃伯斯纸草书都记载说，含有水杨酸（salicylic acid，salix在拉丁文中意为"柳树"）的柳树和桃金娘的树叶，被古代苏美尔人和埃及人用来治疗疼痛。希波克拉底用柳树皮制成的茶来退烧。柳树皮受到过盖伦的吹捧，也曾被中国人、美洲原住民和非洲人使用，在中世纪和19世纪被用作止痛药和退烧药。[1]

1853年，查尔斯·弗雷德里克·热拉尔首次合成了乙酰水杨酸。制药和染料公司拜耳将乙酰水杨酸命名为"阿司匹林"（Aspirin），并于1899年开始在世界各地销售。字母A代表乙酰基，"spir"代表绣线菊（spiraea ulmaria，水杨苷的另一种天然来源），"in"是当时药物的常见后缀。讽刺的是，拜耳公司最初的广告宣称阿司匹林"对心脏没有影响"。

五十年后，美国医生劳伦斯·克雷文观察到，他的400名男性患者在服用阿司匹林两年后没有心脏病发作。[2]到1956年，他记录了8000

名服用阿司匹林的患者，其中也都没有发现心脏病发作的案例。从1974年开始，大规模的阿司匹林临床试验证明，它可以预防心脏病发作和死亡。

阿司匹林是如何预防心脏病发作的？阿司匹林会干扰血液的一种凝血机制，而心脏病发作是由病变的冠状动脉壁上的动脉粥样硬化斑块破裂后形成的血栓引起的。所以，如果你觉得自己心脏病发作了，就先打电话给急救中心，然后再嚼一片阿司匹林！

第三十二章

20世纪与心脏手术

对一个垂死的人来说，下决心做心脏移植手术并不难……
就好比有狮子追你到了河岸，虽然河里满是鳄鱼，
你还是会跳进河里；你相信自己有机会游到对岸。

——克里斯蒂安·巴纳德，
实施首例心脏移植手术的外科医生

1896年，路德维希·雷恩将手指伸进被刀刺穿的心脏的豁口内，用羊肠线缝合心脏。在这一壮举之后，心脏外科领域在接下来的50年里几乎毫无进展，这主要是因为手术后的感染使患者无法存活。进展始于1944年，当时心脏病学的女性先驱海伦·陶西格（被誉为儿科心脏病学的创始人），与外科医生阿尔弗雷德·布莱洛克和外科技师维维安·托马斯（非裔美国心脏病学先驱，在动物实验室开发了手术技术，并指导布莱洛克实施了首例儿童手术）合作，挽救了患有致命心脏缺陷的蓝色婴儿。他们为患有先天性心脏缺陷的婴儿做的手术引起了轰动。这些手术不是在心脏"里面"做的，而是在进出心脏的大动脉和静脉上做的。陶西格、托马斯和布莱洛克拯救了这些蓝色婴儿，开启

了现代心脏手术时代。[1]

1940年的某一天，医生威尔弗雷德·毕格罗观察到，一个因冻伤而被送进他办公室的人，其心率明显减慢。于是他有了一个想法。他用狗做实验，先给它降温，然后令血液停止流向心脏达15分钟（还记得6分钟的事吗？如果没有富氧血液，大脑和重要器官会在6分钟内受到不可逆的损伤），超过一半的狗康复了。

基于毕格罗等人的研究，弗洛伊德·约翰·刘易斯在克拉伦斯·沃尔顿·李拉海的协助下，于1952年成功实施了第一例利用低温手段的开胸手术。他们缝合了5岁女孩左右心房之间的缺口（房间隔缺损）。小女孩活了下来。

为了挽救一个先天不幸的孩子的生命，李拉海（被称为"心内直视手术之父"）将左右心室之间有缺口（室间隔缺损）的1岁男孩的循环系统，与他父亲（与儿子血型相同）的循环系统缝合在一起。这次手术有效地将孩子的父亲变成一台心肺机。李拉海的这一想法是受到母亲和胎儿之间血液循环的启发。在他早期做过的实验中，两只被麻醉的狗的循环系统，通过啤酒软管与一台奶泵连接起来，这台奶泵在两只狗中间，向相反方向推送等量的血液，而不产生气泡。1954年，李拉海使用同样的啤酒软管和奶泵，成功地给这对父子做了手术。

大约在同一时间，约翰·希舍姆·吉本使用他与IBM工程师共同开发的第一台心肺机，成功地为一名18岁女性闭合了一处巨大的房间隔缺损。这台笨重的机器暂时接管了心脏和肺的功能，将耗尽的血液从体内抽出，并泵入含氧血液。这让吉本有半个小时的时间成功修复了她心脏上的大缺口。

有趣的是，心脏手术后来被称为开胸（open-heart）手术。外科医生的思考纯粹是人体层面上的。而在比喻层面上，我们认为，有一颗"敞开的心"（open heart）的人是愿意分享他最深的思想、秘密和情感的人。如今在人体和比喻层面上，我们都有一颗敞开的心，但意义却截然不同。一个指的是肌肉泵的最深处，另一个指的是我们灵魂的最深处。

1960年，心脏外科医生阿尔伯特·斯塔尔和工程师洛厄尔·爱德华兹（也是液压树剥皮机的发明者）开发了斯塔尔–爱德华兹瓣膜，这是第一个可供置换的人工瓣膜。这种机械瓣看起来只不过是个硅胶球，可以随着血液流动在笼中来回移动，但它着实管用。没过多久，奥洛夫·比约克（Olov Bjork）于20世纪70年代发明了倾斜式碟瓣。20世纪60年代末，由猪心脏瓣膜或小牛心包组织制成的生物瓣膜开始使用。现在我们不需手术就可以更换心脏瓣膜，用导管把它放进去，病人第二天就可以回家了！

雷内·法瓦洛罗是一名阿根廷外科医生，1967年在克利夫兰诊所工作，是心脏搭桥手术的先驱。他从患者腿部一条冠状动脉闭塞部分的上方和下方成功移植了一条健康的静脉，成功"跨越"了阻塞物，于是这种手术被称为"冠状动脉旁路移植术"，简称CABG。大卫·莱特曼、伯特·雷诺兹和比尔·克林顿都是"拉链俱乐部"（zipper club）的成员，因为就像手术展现的那样，患者胸部中间留有伤疤。或者就像大卫·莱特曼对即将接受手术的里吉斯·菲尔宾所总结的那样，"他们会把他像龙虾一样切开"。目前，全球每年会开展超过80万例CABG手术。

1967年12月3日，在南非开普敦，克里斯蒂安·巴纳德从一名死于车祸的25岁女子身上取出了健康的心脏，将其移植到55岁的路易斯·沃什坎斯基的胸部，后者当时正因心力衰竭而濒临死亡。在五个小时的手术后，移植的心脏被电击启动。成功了！醒来后，沃什坎斯基能说话了，不久就能走路了。起初很成功，但沃什坎斯基在18天后死于肺炎。全世界的报纸都报道了这次手术，巴纳德一夜成名，他不久就开始和索菲娅·罗兰①约会。

不幸的是，在1970年之前，大多数心脏移植手术都以失败告终，因为病人的身体排斥新器官。能做第一例心脏移植手术，而不是最好的手术，才是巴纳德更感兴趣的。很大程度上要感谢诺曼·沙姆韦的工作，他在1954年作为第三年的住院医生，协助过李拉海，还是克里斯蒂安·巴纳德的老师。外科医生学会了将移植排斥反应降至最低。沙姆韦意识到血型很重要。此外，从挪威森林土壤中发现的一种真菌中分离出来的一种新药环孢素，可以在不损害免疫系统的情况下，防止器官排异。目前，全世界每年有超过8000例心脏移植手术。[2]现在，心脏移植的唯一问题是没有足够的供体心脏。最长寿的心脏移植接受者已经在供体心脏下存活了超过35年。

我们现在认为，人的情感、记忆和思想都位于大脑，因此把一个人的心脏放在另一个人的体内是可以的。这在大多数情况下都很顺利。但正如我在序言中所说，像克莱尔·西尔维娅这样的病例出现了，这名47岁的前职业舞者接受了心肺移植手术，接受了一名18岁男子的心脏，该男子死于一场摩托车事故。克莱尔很快表现出了该男子生前的很多行为习惯，这也得到了男子家人的确认。心脏移植接受者继承捐献者的性格特征的情况，在文献中多有记载。这就提出了一个问题，也就是我们是否应该把心脏仅仅看作一个泵。它是否包含了与我们同

① 索菲娅·罗兰（生于1934年），意大利著名女演员。——译者注

在的一部分，不管我们称其为灵魂还是情感？在有些人看来，心脏至少具有象征意义。最近一则新闻报道说，一位新娘的父亲去世后，捐出了自己的心脏。接受他心脏移植的男人陪着新娘走过红毯。

1984年，外科医生伦纳德·贝利（Leonard Bailey）将一只狒狒的心脏移植到一个12天大、被称作"女婴法艾"（Baby Fae）的小女孩身上，这对伦理和宗教观念提出了更深的挑战。女婴法艾患有致命的先天性心脏缺陷，称为左心发育不良综合征。她带着自己的狒狒心脏活了三个星期。早在1964年，密西西比州一位名叫詹姆斯·哈迪（James Hardy）的外科医生就将一颗黑猩猩心脏移植到一个垂死的人体内，这颗心脏跳动了90分钟。迄今为止的案例证明，移植猪心脏和羊心脏的做法也是不成功的。

人们对异种移植（在不同物种之间移植器官）的研究仍在继续，尤其是猪，这一物种已显示出，其最有可能为人类捐献心脏。将另一人的心脏植入我们身体，这一想法可能已然考验我们对个性的信念。但将一种动物的心脏植入人体，则提出了完全不同的问题。后来，正如乔治·奥威尔在《动物农场》（1946年）中所说，"动物们的目光从猪移到人，从人移到猪，又从猪移到人，但再也分不清哪个是猪哪个是人了"。

* * *

我知道父亲将死于心脏病，所以我尝试为他造一颗心脏。

——罗伯特·贾维克，第一款人工心脏的发明者

　　尽管每年共有8000名患者接受心脏移植手术，但如果有足够的心脏可用的话，受益于移植手术的人数可能是这一数字的十倍。但供体心脏的数量完全不够。因此，半个世纪以来，用机械装置代替人的心脏一直是临床医学科学家的伟大理想。仔细想想，这和《绿野仙踪》里的铁皮人想要的正相反。但就像异种移植一样，拥有一颗机器人心脏的人也算"有心脏"吗？

　　第一个全人工心脏于1969年由丹顿·库利医生植入。这是为移植术临时搭的桥，三天后被移除。值得注意的是，全人工心脏是由另一位心脏外科医生迈克尔·德贝基（Michael DeBakey）的实验室开发的。库利说服德贝基的一个助手给他一颗人造心脏，这样他就可以成为第一个植入人造心脏的人。他在接受《生活》杂志采访时表示："我认为心脏只是一个泵，是大脑的仆人。人一旦没有了大脑，心脏就失业了。"这句话清楚地表明，在20世纪的医生和科学家的心目中，心脏与大脑相比处于什么位置。是大脑定义了我们。心脏不过是一个可更换的泵。

* * *

　　1982年，威廉·德弗里斯（Willem DeVries）将罗伯特·贾维克设计的第一款"永久"人造心脏植入了退休牙医巴尼·克拉克（Barney Clark）体内。克拉克患有严重的充血性心力衰竭，由于他年龄太大且有严重的肺气肿，所以不适合心脏移植。克拉克接受机械心脏后，他的妻子问医生："他还能爱我吗？"克拉克被拴在一台400磅重的外部气动压缩机（本质上是空气驱动的机械泵）上，活了112天。第二个接受者是比尔·施罗德（Bill Schroeder），他活了620天。对人造心脏的研究仍在继续。目前的原型，包括用硅胶制作的软人造心脏，运用了3D打印技术。迄今为止，机械心脏移植受者最长的寿命是5年左右。

尽管能完全替代受损心脏的人造心脏仍然有限（截至2021年，全球植入人造心脏的案例不到2000个），但我们现在已经可以常规植入一种叫作心室辅助装置（VAD）的小型泵，来帮助衰竭的心脏。1966年，迈克尔·德贝基在一名37岁的妇女体内植入了第一个VAD，为期10天，直到她的心脏移植成功。VAD是植入心室旁的支持设备，为心肌泵血，而心肌虽然功能不佳，但仍可能正常工作。它可以作为移植术的桥梁（就像德贝基第一次使用那样），在患者自己的心脏恢复之前充当临时辅助。假如患者不适合心脏移植，它还可以作为"终点"疗法或永久解决方案。VAD已成为晚期心力衰竭患者的一项救命选择。有一名VAD接受者术后已经活了14年以上。

20世纪的医学和技术进步，阐明了心脏病发作和心力衰竭的机制。对许多人来说，心脏病发作不再等于被判死刑。相反，它仅仅是生命中的一次挫折。介入心脏病专家可以打开阻塞的冠状动脉，挽救心肌。心脏外科医生可以绕过多条阻塞的冠状动脉，更换受损的瓣膜，甚至可以植入一颗全新的心脏。然而，心脏病仍然是全球头号杀手。要改变这种状况，还需要做些什么呢？

第三十三章

心在当下

谨记自己即将死去，是让自己避免陷入"人生有所失"
之陷阱的最好方法。你已经赤裸裸了，
没有理由不听从自己的内心。
——史蒂夫·乔布斯

我永远不会得心脏病。但我会让人得。
——乔治·施泰因布伦纳，死于心脏病发作，享年80岁

今天我们可能不相信心脏是情感的所在地，但我们仍然认同心脏的象征意义。在公园散步时，经常能看到情侣在树干上刻的心形图案。每年情人节，爱心也会出现在情书上，当作表情包，还会出现在我女儿的签名上。

我们也许不相信心脏是灵魂的所在地，但我们需要它才能生存。全世界每三个人就有一个会死于心血管疾病，心血管疾病导致的死亡人数比各类癌症造成的死亡人数还要多。在美国，每36秒就有一个人死于心脏病发作，每年有70万人死于心血管疾病，造成的损失高达

3630亿美元。儿童最常见的先天性疾病是心脏病。[1]

人们认识到了这些事实，于是心脏病学在20世纪一直处于创新的前沿，如今在21世纪更是如此。20世纪，冠状动脉造影、冠状动脉搭桥手术、导管冠状动脉球囊成形术和支架、起搏器和除颤器、心脏辅助装置、心脏移植和机械人工心脏发展起来。针对吸烟、高血压和胆固醇等心脏危险因素（目前有一半的美国人至少有其中一种）采取的预防性保健措施，减少了心脏病导致的死亡。自20世纪60年代以来，心血管疾病的发病率已显著下降，但它仍然是我们所有人的头号杀手。

* * *

英国科学家表示，他们已经开发出一种超级西蓝花，可以帮助对抗心脏病。如果你想对抗心脏病，为什么不发明一种人们真正会吃的食物呢？比如上了糖浆的甜甜圈。

——杰·雷诺

心形图案最近有了另一层含义——健康的象征。我只需要看看我工作时随手拿的那碗麦圈（图33.1）就能发现这一点。心形的全谷物燕麦告诉我，我吃得对心脏有益。你想想，在餐馆的菜单上，哪个图案代表着健康的选项？

当你登上飞机或走在学校走廊，很难不注意到一种带有闪电斜线的心形图案（图33.2）。我们已经知道，这是在告诉我们"这里有一台自动体外除颤器"。

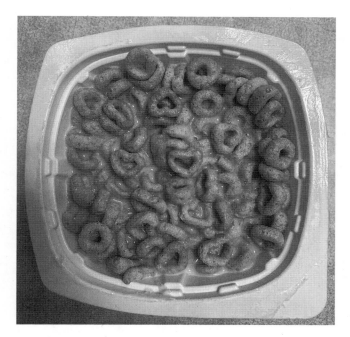

图33.1　我的"有益心脏"早餐

来源：作者供图

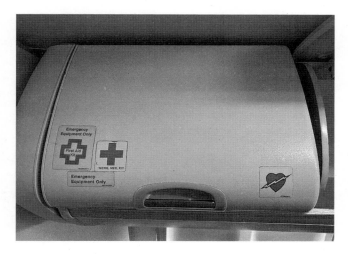

图33.2　带有闪电斜线的心形图案表示这里有一台"自动体外除颤器"

来源：作者供图

我所在医院的姑息治疗室的窗户上，贴满了心形的剪纸图案（图33.3）。这些五彩缤纷的心仿佛飘在窗外。这里的心脏象征着健康、希望、感激和爱。

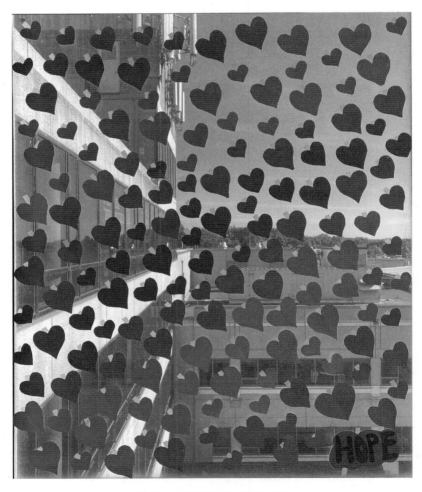

图33.3　医院姑息治疗室的窗户
来源：作者供图

如果你乘坐西南航空公司的航班，你可能会看到这个带有西南航空公司条带的心形图案——西南航空公司员工的心（图33.4）。在他们的宣传册中，这代表着"忠诚服务"，扎根于他们的核心价值观"遵守黄金法则"。

现代医学使我们相信，心脏只是身体里的一个器官，没有感情和理性，也是最常导致我们死亡的器官。在古代文化中，它曾被视为众

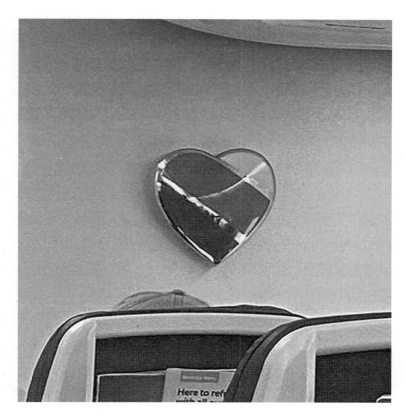

图33.4　西南航空公司的贴心服务

来源：作者供图

器官的主宰，如今它已丧失了这种重要性，但其象征力量在现代仍然长盛不衰。心形图案仍然代表着爱和浪漫，它还有了更多的含义，代表健康、生命、奉献和服务。

我们已经接受了比喻意义上的心碎这个说法，但忽略了一个事实，那就是突然且强烈的情绪确实可以让人心碎。情绪与心脏的联系可能比我们目前所了解的要密切得多，研究也表明，心脏对我们身体健康的影响可能比我们想象的要大。目前的数据似乎表明，大脑和心脏之间存在着重要的交流，也就是心脑连接。

第三十四章

心碎综合征

耶和华靠近伤心的人，拯救灵性痛悔的人。

——《圣经·诗篇》34：18

你要不停打碎自己的心，直到它打开。

——鲁米

心是用来碎的。

——奥斯卡·王尔德

能够弯曲的心是有福的，因为它永远不会破碎。

——阿尔贝·加缪

心一点儿都不实用，除非它们能被造得牢不可破。

——《绿野仙踪》中的铁皮人

有什么比人的心更坚强，它一遍遍破碎，却依旧存活？

——露比·考尔

这些引语，跨度达3000年，证明在人类历史上，"心碎"这个隐喻在文学、哲学和宗教中被反复使用。即使在今天，"心碎"这一概念仍然是最广为人知和最常用的比喻之一。但强烈的情绪真的会让人心碎吗？是的，确实会。

* * *

如果有老虎追你，你的身体会发生一些变化，这被称为"战斗或逃跑反应"。大脑中的杏仁核会触发一个信号，叫你的身体去奔跑。信号传递到肾上腺，肾上腺髓质在那里释放肾上腺素。肾上腺素会迅速进入心脏起搏器细胞，加快心率。它还会导致心肌细胞吸收更多的钙，从而使它们更难收缩。这样可以为腿部肌肉提供含氧血液，这样你就可以奔跑了。但是，身体的压力系统有时会失控，损害心脏，导致应激性心脏病发作。

与压力相关的心脏病发作也被称为"心碎或章鱼壶（takotsubo）综合征"。"takotsubo"是日语，最早出现在1990年，当时日本医生观察了那些经历了剧烈情感悲痛或极度精神压力后患上心脏病的病人，其中大多数是女性。[1]他们的心脏出现功能障碍，使他们的左心室看起来像一个章鱼壶——一个底宽颈窄的壶（图34.1）。[2]这些患者有典型的心脏病发作的体征和症状：胸痛、心脏酶升高、心电图变化和局部心壁运动异常。但通过心导管检查，发现他们的冠状动脉没有发生动脉粥样硬化。

大多数心碎综合征患者都能恢复心脏功能。我们知道章鱼壶心脏的异常形状反映出正常心肌中肾上腺素受体的分布，但我们不知道压力

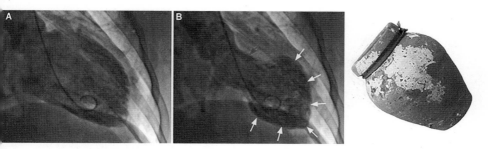

图34.1　章鱼壶综合征患者左心室造影；左图为舒张末期图像；中间，
收缩末期图像显示左心室基部运动机能亢进（深色箭头），但中段和
尖段运动失能（浅色箭头）；形似传统的日本章鱼壶，如右图
来源：With permission from R. Diaz-Navarro, *British Journal
of Cardiology* 28 (2021): 30-34

诱发心脏病发作的确切原因。肾上腺素的突然激增会损害心脏细胞。[3]
在1994年加州北岭地震和1995年日本神户地震后，研究发现，地震当
天心脏病的发病率远高于前一年同一天。[4]此外，在世界杯点球大战和
超级碗比赛期间和之后，压力引起的心脏病发作会激增。

　　突然而至的沉重情绪或巨大压力，确实会让人心碎。所幸在许多
情况下，破碎的心可以恢复，病人会活下来。19世纪英国诗人拜伦曾
写道："心会碎，但碎了就活下去。"隐喻之心与生理之心，从没像如
今这样交织得如此紧密。

* * *

　　相伴一生的夫妻往往在几个月内相继离世，我们感到惊讶吗？约
翰尼·卡什和琼·卡特·卡什在四个月内相继去世。有理论认为，在
丧亲期间，幸存的配偶由于悲伤和心碎带来的强烈身体压力，很快就

会死亡。[5]

　　我职业生涯中最悲伤的时刻，发生在我还是心脏病学研究员的时候。走出病人的房间后，我无奈地对病人60多岁的丈夫说，他的妻子已去世。他和我们一样，知道她不可能活下来。但在我告诉他这一消息后，我看见他的脸充满痛苦和恐惧。他抬头看着我问："没有她我该怎么办？"他眼中的悲伤至今仍令我心痛不已。他抓住我的胳膊寻求支持，并一直看着我寻求答案。那天，我把这个小个子男人抱在怀里，和他一起哭了很久。5个月后，他在临终关怀护理中去世了。

　　尽管我们的所有科学认为心脏不过是一个泵，但这些案例似乎描述了心脏的情感部分和生理部分合二为一的时刻。16世纪的解剖学家加布里埃尔·法洛皮奥说过："人不能带着破碎的心生活。"

　　大脑中感受到的情绪会在心脏中产生反应，由此产生的身体感觉就是心脏反应的表现。这种相互依赖，即心脑连接，对我们的健康至关重要。几千年来，正是这种连接，引导人类将情感、逻辑推理和灵魂置于这个炽热、跳动、代表生命的器官中。古代社会教导人们，快乐的心脏意味着快乐的身体和健康长寿。现代科学和医学表明，我们的祖先可能比我们曾经认为的更有洞察力。心脏对我们的情感和身体健康所起的作用，可能比过去500年里医生和科学家让我们相信的更重要。心脏对大脑传递的信息，也许跟大脑给心脏的指令一样多，这种心脑连接对我们的整体健康至关重要。

第三十五章

心脑连接

但我还是试图想象出心跳声不再传到脑子里的那短暂的片刻。
——阿尔贝·加缪

在许多亚洲国家的语言中，同一个古代字母或图案既可以表示心脏，也可以表示意识。诸多古代文化认为这两者是有联系的，而最近的研究表明，我们祖先的认知并不都是错的。现代医学如今将意识归于大脑，但科学家现在正在求证，心脑连接这一概念是真实存在的。

我们知道，吸烟、高血压、高胆固醇和糖尿病是心脏病的主要危险因素。我们关注并尝试防治这些传统的危险因素，以降低心脏病发作和心力衰竭的可能性。但最近的研究表明，我们忽视了心脏病的另一个主要风险因素——情绪压力。心脏和情绪之间的联系已有上千年历史，但我们似乎已经忘记了情绪对心脏健康的潜在影响。

越来越多的证据证实，社会心理或精神压力（包括抑郁、焦虑、愤怒/敌意）与慢性疾病进展（如心脏病和癌症）有关。[1]我们知道，地震或突然失去亲人这样的急性压力源，会导致心脏病发作。我们现在了解到，慢性压力源，如工作压力、婚姻压力和经济压力，可能与心血管问题的增加有关。

长期的压力会导致消极的行为，如吸烟、酗酒、饮食不遵医嘱、缺乏体育锻炼，以及不遵守医疗方案，所有这些都会对心脏产生负面影响。但慢性压力也会对交感神经系统产生负面影响，导致皮质醇水平升高，炎症和血管功能异常，这些都是已知的心血管疾病的介质。我们现在知道，社会心理和精神压力既可能是心脏病发作的原因，也可能是心脏病发作的后果。

国际心脏研究（INTERHEART Study）调查了52个国家近25000人的慢性压力源和心脏病发病率之间的关系。[2]调整了年龄、性别、地理区域和吸烟因素后，那些报告称在工作或家庭中遭受"长期压力"的人，其患心脏病的风险是其他人的2.1倍以上。现在的数据显示，压力管理可以减少未来的心脏问题。旨在改善积极情绪的技巧，如瑜伽、冥想、音乐和欢笑，可以扭转慢性压力对身体的负面影响。[3]它们还可以降低血压，并能降低抑郁的可能性。不幸的是，人们能认识到传统的心脏危险因素，却往往忽视了社会心理和精神上的压力对心脏的影响。

* * *

20世纪90年代之前，我们还认为大脑单方面向心脏发出命令。神经心脏病学这个新的研究领域，发现心脏和大脑之间存在动态双向对话，持续影响着这两个器官的功能。[4]心脏有一套内在的神经系统，由40000多个感觉神经元组成。它是一个"小脑"，使心脏能够感知、调节和记忆。[5]心脏通过迷走神经传递给大脑的神经信号，至少和大脑传递给心脏的一样多。来自心脏内部神经系统的信号会影响大脑中与情

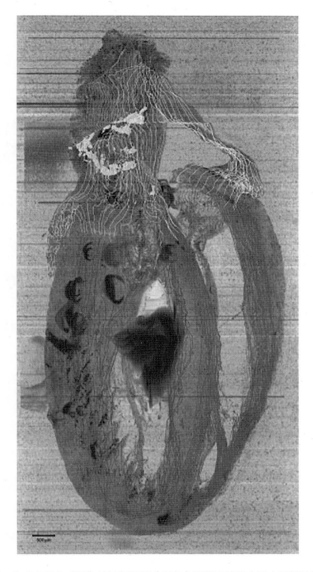

图35.1 构成心脏之"脑"的神经细胞（白色）聚集在这张大鼠心脏切片的顶部，
靠近血管进出心脏的地方

来源：With permission from S. Achanta et al., *iScience* 23, no. 6 (June 2020):101140

绪有关的多个部位的功能，包括髓质、下丘脑、丘脑、大脑皮层，以及大脑中的情绪中心杏仁核。费城托马斯杰斐逊大学的科学家最近利用刀口扫描显微镜，构建了大鼠心脏的3D模型（图35.1）。他们直观地展示出心脏有一个"小脑"，即心内神经系统。[6]

心脏还可以释放激素和神经递质，从而影响大脑。心脏中的催产素浓度与大脑中的催产素浓度相同。催产素影响认知、宽容、信任、友谊和关系。心脏还可以通过有节奏的电磁能量影响大脑。[7]心脏是人体内最强大的电磁能量发生器（还记得吧，心脏有自己的电力系统），其电场能量比大脑强60倍。

心脏对大脑影响的负面例子，可以在许多惊恐障碍患者身上看到。研究表明，惊恐障碍在心理方面通常是由无法识别的心律失常造成的。相对于通常稳定的基线节律，从心脏到大脑的信号模式突然发生明显变化的话，就可能导致焦虑和惊恐。在许多情况下，诊断和治疗心律失常可以改善惊恐障碍的症状。

对表现焦虑①者来说，一种常用的镇定神经的方法是服用 β–受体阻滞剂。这类药物可以抑制肾上腺素对心脏的影响（肾上腺素会提升心率和血压）。在表现开始前，大脑会立即预感到焦虑。但当心脏发出药物诱导的信号，表明没有焦虑反应时，大脑就会接收到来自心脏的命令，驳回其焦虑的需要。

冥想或正念等心脑协调的方法，用以调节心脏节律和功能，可以与其他身体系统（如呼吸和血压）同步，对大脑的疼痛区域产生积极影响。同情、欣赏等积极情绪，可以使心脏的节律更连贯、更和谐。这些信息被发送到大脑，可以改善人的精神状态。因此，心脏有节奏

___
① 一种在面临重要表现或任务时产生的紧张和担忧情绪。——译者注

的跳动模式不仅反映了人的情绪状态，还对情绪体验起着作用。研究表明，心率的模式和稳定性会影响大脑高级中枢，从而影响注意力、积极性、疼痛感知、情绪处理等心理因素。

此外，有数据表明，我们的心脏可以让周围人的心脏与之同步。音乐是一种能有效改善情绪状态的手段，所以合唱团唱歌时，所有歌者的心律同步，也就不让人觉得奇怪了。[8]

1890年，常被称为美国心理学之父的威廉·詹姆斯提出，情绪是我们给身体的生理感觉取的名字。[9]你的心开始怦怦跳的时候，这种身体上的感觉会引起恐惧的情绪。你并不会先感到害怕，然后心跳越来越快、越来越猛；相反，你会先心跳加速，然后才会感到害怕。研究人员最近发现了支持詹姆斯理论的证据，他们使用功能性神经成像技术看到，大脑中处理包括心跳在内的内部感觉的部位（前脑岛），在处理情绪方面也很重要。

内感受是一种感觉你的心跳（以及其他内部感觉）的能力，而外感受是你从外部世界接收的信号，例如视觉和声音。研究发现，内感受的准确性高的人，也就是那些更能感到自己的心跳的人，拥有更强烈的情绪体验。内感受力越强，大脑中前脑岛的激活程度越高。如今，专业人士正在研究如何让人们更好地感知自己的心跳，提高内感受的准确性，以减少焦虑和恐慌症发作。[10]

对心脑联系的新研究，可能标志着科学上的转向，它更符合我们古代祖先的信仰，也更符合现代文化中人们对心脏的看法。心脏不再仅仅被当作是一个泵。心脏影响着我们的情感活力，它与大脑共同负责，确保我们的心理、精神和身体健康。事实证明，心脏在我们体验情绪和做出决定的过程中，发挥着重要作用。

第三十六章

心之展望

技术和人文相结合，让我们的心歌唱。

——史蒂夫·乔布斯

21世纪，还有哪些预防心脏疾病和修复受损心脏的新方法会出现？"个性化医疗"的时代已经来临。现在，对人的整个基因组做心脏病、特定癌症、传染病等易感性的筛查已切实可行，个人也能负担得起。[1]基因组医学考虑的是每个人DNA配置的独特性。基因组成的差异，可以决定你未来会有患哪种病的风险，以及哪种药物对治疗你的病最有效。基因组筛查将识别出有患心脏病风险的人，这些人可以在心脏病发作或心力衰竭发生之前就接受一级预防治疗[①]。

对未来的心脏病风险进行基因识别取得的这些进展，将发展成基因知情的个性化预防和治疗。例如，密歇根大学医学中心的外科医生将转基因细胞植入一名29岁女性的肝脏，她有遗传缺陷，导致肝脏难以清除血液中的低密度脂蛋白（LDL）胆固醇。这种胆固醇颗粒会迁移到冠状动脉壁，导致形成动脉粥样硬化斑块。[2]她16岁时就经历过一

---

① 在疾病发生之前采取的预防措施。——译者注

208

次心脏病发作。有了这些新细胞，她的肝脏能更有效地去除血液中的低密度脂蛋白胆固醇，潜在地降低了她未来心脏病发作的风险。

* * *

心脏病最糟糕的发作时间是在玩猜字谜游戏的时候。

——迪米特利·马丁

受损的心脏能修复如初吗？在比喻上，我们可以"修补"一颗破损的心，但在心脏病发作后，病人的心肌细胞死亡的地方会留下疤痕组织。与蝾螈不同，人类的心肌不能再生。然而，英国伦敦国王学院的研究人员最近证明，心脏病发作后，基因疗法可以帮助诱导人的心脏细胞再生。研究人员实验诱发猪心脏病发作后，将一小段名为microRNA-199的基因材料植入猪的心脏（结构与人类心脏很相似）。[3]一个月后，其心肌功能有了显著恢复。在不久的将来，类似的基因疗法可能会用在心脏病发作或有其他心脏损伤（如化疗或感染）的人身上，诱导其心肌再生。

临床医学科学家最近开发了一种方法，可以收集病人的干细胞，将其注射到心脏病发作后的疤痕组织中，将该组织转化为活的心肌。[4]干细胞是成人体内的细胞，可以被诱导转变成许多不同类型的细胞来修复身体，包括大脑和肌细胞。最近研究人员在心脏病发作的幸存者身上做的试验表明，在其心脏病发作后的三个月内，由于新的心肌再生，梗死面积减少了。该方法是从患者的骨髓中采集干细胞，在实验室人工繁殖，然后注射到心脏损伤部位来修复。在不久的将来，一种机械的心室辅助装置可能会为重度急性心力衰竭患者提供支持，帮助他们受损的心脏存活，同时注射干细胞来替代他们丧失的心肌。

三维打印技术现在被用于培育心脏组织，方法是将人类细胞的混合物（心肌细胞、平滑肌细胞和内皮细胞，均来自人类干细胞）播种到一个1微米分辨率（一根人类头发的直径为70微米）的支架上，[5]细胞在支架上形成同步跳动的心脏组织。研究人员将这些细胞放在刚刚经历过心脏病发作的小鼠心脏上，实验室培育的肌肉改善了心脏功能。由于心脏病发作后，心脏不能产生新的肌细胞，该技术可能是一项突破，可以减少心脏事件后的心力衰竭。

而利用已经存在的整个心脏（比如猪心脏）的支架来培育一个全新的心脏，岂不更好？[6]研究人员正在研究对整个心脏（人或猪的心脏）做化学脱细胞处理的技术，以保存其三维结构和血管分布，这被称为结构完整的脱细胞细胞外基质（dECM）。[7]其原理是保留心脏的血管和瓣膜，并在骨架或支架上培育病人的心肌细胞。或许有朝一日，这可以为心脏受损的患者培育出完整的个性化心脏。

3D打印技术的进步，将使临床医学科学家能为每位患者量身定制适合自己的心脏瓣膜。如果患者的天然瓣膜受损、严重渗漏或过于僵硬，就可以制造并植入精确的替代品。

* * *

与重建受损的心肌相比，有前景的研究将重点放在预防心脏病发作上。这是一级预防，与之相对的二级预防的目的则是防止经历过心脏病发作的患者再次发作。如果可以给未来患心脏病的高危人群注射一级预防"疫苗",会怎么样?例如刚刚获批使用的"英克西兰"(Inclisiran),这是一种能在产生胆固醇的肝细胞中产生长效RNA干扰(联想到基因关闭)的药物。[8]这种化合物可用于患有家族性高胆固醇血症(遗传性高胆固醇)的人,这些人早在十几岁时就患上心脏病,每年可服用该药物两次。更好的消息是,最近科学家对灵长类动物的研究表明,单次注入CRISPR DNA碱基编辑器可以终身减少肝脏胆固醇的产生。这是一种治疗高胆固醇血症和心脏病的一次性基因组编辑药物。[9]CRISPR指的是规律间隔成簇短回文重复序列,它可以被编程来针对特定的遗传密码片段,并在精确的位置编辑DNA。

纳米机器人(细胞大小的机器人)正在被开发用于靶向药物治疗。[10]未来它们可以应用于心脏病学,比如开发导管设备,这种设备可以使用纳米气泡推动纳米机器人通过冠状动脉中的血凝块,使分解血凝块的药物更快地渗透,从而最大限度地减少心脏病发作带来的损害。

在不久的将来,生物起搏器可能取代目前植入式的电子设备。[11]生物起搏器是植入或注入心脏内的细胞或基因,可以产生电刺激,模仿的是心脏的天然起搏细胞。如果心脏的主要起搏器(窦房结)停止工作,心率就会减慢,不足以支持血液循环。医生可以通过外科手术将电子起搏器植入患者体内,以加快心率,改善血液循环。将工作的心肌细胞转化为窦房结替代品的基因转移技术,目前正在开发过程中,可作为一种生物学上的替代方法。心脏起搏器可以用自己的心肌细胞制造。虽然电子起搏器变得越来越小,越来越先进,但生物起搏器这一设备有可能扩大对故障心脏的治疗范围。

异种心脏移植有可能成为现实。[12]2016年,美国国立卫生研究所的研究人员报告说,他们让基因工程猪的心脏在狒狒体内连续跳动了三年之久。这是一个抢占头条的故事，但对这项研究有重要影响。每年全世界都有数百万病人因缺少可供移植的人类供体心脏而死亡。科学家正在研究一种替代方法：用其他动物的心脏。虽然有些人可能会谴责这种想法是反自然的，但要知道，不这样就无法活命。在人与人之间首次心脏移植时，这种手术在道德层面就受到了强烈质疑，但如今这已成为常规手术，全世界每年有8000多例人类心脏移植手术。存在的问题是，假如有一天你接受的是一颗忠诚的狗的心脏，而不是固执的猪的心脏，你是否会更爱你的另一半？57岁的大卫·班纳特（David Bennet），由于医生认为他不适合接受人的心脏移植，因此他成了成功接受猪心脏的第一人。这颗猪心脏有10个基因被修改，以避免身体产生剧烈的免疫反应，之后班纳特活了两个月。目前，研究人员正在研究将基因编辑的猪心脏作为另一种可行的移植替代来源。

机器人心脏手术也被称为闭胸心脏手术，通过在非常小的胸部切口插入由小型机器人控制的手术器械来实施。目前的开胸手术技术要求外科医生"打开胸骨"，也就是把胸骨分开，病人胸部就会留下拉链般的疤痕。[13]机器人技术越来越多地应用，使外科医生能够完成侵入性更小的心脏手术。这些手术有时被称为达·芬奇手术，因为这些手术所用机器人的制造商叫作达·芬奇。不知列奥纳多·达·芬奇听了此事会有何感想。达·芬奇机器人手术可以修复心脏瓣膜，修复先天性心膜缺损，还能切除心脏肿瘤。这些手术完善了治疗效果，使病人恢复得更快，住院时间更短。

由于美国肥胖症流行和医疗进步导致寿命延长，未来20年心脏病的患病率和治疗费用预计将大幅增加。这一趋势不可避免，除非人们改变不健康的生活方式。未来心血管研究的方向将包括：更早发现那些有心脏病风险的人；研发预防未来心脏相关疾病的治疗方法；修复或替换有问题的心脏；探索心脏与大脑的联系，以更好地保护我们的实体心脏和情感心脏的安全。

后记

用一次行动为一颗心带去欢乐，胜过一千个脑袋下跪祈祷。

——甘地

精明的头脑和善良的心灵向来是个不可思议的组合。

——纳尔逊·曼德拉

心不是在于评断你爱别人多少，而是别人爱你多少。

——电影《绿野仙踪》

是什么支撑着我们的生命力？我们如何去爱？培养善恶分辨力的精神在哪里？两万年来人类一直对这些问题深深着迷。在本书中，我从哲学、艺术和科学方面，探索了跨越时代、不同文明的人们对心脏的持续好奇。心脏在人类的文化和宗教历史上占有独特地位。心脏一直是人类基本情感——爱与激情，痛苦与苦难——中心的搏动之力。心脏是灵魂和意识的所在，连我们的推理也被认为是心脏的功能。

自从人类第一次记录自己的思想以来，大多数文明都认为心脏是人体最重要的器官。社会将心脏提升到今天大脑所拥有的地位：身体的主宰和身体机能的源泉。几千年来，人们相信，只有通过心脏才能与神联系。在象征意义上，心代表了爱、虔敬、忠诚、勇气、友谊和浪漫。

今天，我们相信大脑控制着我们的身体，包括心脏的功能。心脏最先对大脑发出的信号做出反应，但大脑也最先接受心脏血液循环的影响。如果不是这样，我们站起来很快就会晕倒。大脑中感受到的情绪会在心脏中产生反应，由此产生的身体感觉就是心脏反应的表现。正是这种相互依赖，导致人类几千年来一直在争论灵魂在身体中的位置。想到大脑时，我们想象的是一团冰冷的灰质，而不是一个表示我们还活着的温暖跳动的器官。

科学和医学已经塑造了我们今天对心脏的认知。威廉·哈维发现心脏只不过是一个供血液循环的泵，这使得思想家将心脏降格为我们体内生存必需的另一器官。它不再是我们生命的中心，而只是一块将含氧血输送到我们身体细胞的肌肉。但是，宣布病人的法定死亡时间，不是看他脑死亡的时间，而是看他的心脏停跳的时间；产科医生第一次让妇女听到子宫里孩子的心跳，就确认了新生命的开始。

将心脏移植到另一人体内的操作已变得稀松平常。我们可以把这个跳动的器官从一人身体上取下，放在另一人体内，而不觉得道德有亏，因为心脏不过是个泵罢了，这表明我们与心脏的联结发生了多么深的断裂。古埃及人或中世纪的基督徒对此会如何想，你能想象吗？

对心脑联系的新研究可能带来科学上的转变。心脏不再仅仅被视为一个泵，而是再次被认为是确保我们心理、精神和身体健康的情感活力的一部分，这一观念更符合我们古代祖先的历史信仰和现代文化观。研究表明，心率的模式和稳定性会影响大脑高级中枢，并影响注意力、动机、疼痛感知、情绪处理等心理因素。

　　心脏继续在我们的文化中扮演着核心角色。心脏是一个永恒的隐喻，象征着我们人类最珍贵的东西——爱。它仍然是我们日常生活中最具代表性和最广泛的标志之一。心形图案象征我们的幸福和健康。我们用自己的心去感知。在现代，我们的行为似乎由两颗心驱动：一颗令我们活着的生理之心，还有一颗定义我们情感、欲望、勇气和彼此关联的隐喻之心。心脏一直是我们的中心。

　　衷心感谢您抽时间阅读这段心脏的奇妙历史。最后，我用自己最喜欢的一句话与您告别，这句话出自法国哲学家和数学家布莱斯·帕斯卡写于1658年的《思想录》："心自有其理，非理性所能及。"我认为帕斯卡说得对，我们知道某些事物是真的，但不是通过逻辑推理得出的，而是因为我们全心全意地相信。

致谢

　　有赖众人帮助，本书才得以写就。我的作家朋友汤姆·巴巴什令我相信，我可以也应该写这本书。我的第一位编辑是造故事工作室（StoryMade Studio）的蕾切尔·莱曼–豪普特，她使我推翻了我原有的想法，让这本书变得更有价值。特别感谢医生比尔·哈里斯、尼克·兰根、保罗·马瑟、罗伊·阿尔蒂特和萨德·韦茨，他们对这份手稿的早期草稿提出了建议，并协助我做相关研究。我亲爱的妻子安一直是我的读者、编辑、顾问和啦啦队长。哥伦比亚大学出版社的优秀员工帮我把这本书交到你们手中。最后，衷心感谢这些年来我的病人们，是你们让我爱上这个主题，并渴望分享心脏的奇妙历史。

注释

序言

1. William Harvey, *Exercitationes de Generatione Animalium (On Animal Generation)*, 1651, from Exercise 52.
2. Rollin McCraty, Mike Atkinson, Dana Tomasino, and Raymond Trevor Bradley, "The Coherent Heart: Heart–Brain Interactions, Psychophysiological Coherence, and the Emergence of System–Wide Order," *Integral Review* 5, no. 2 (December 2009): 10–115.
3. Ross Toro, *Leading Causes of Death in the US: 1900–Present* (Infographic), July 1, 2012, https://www.livescience.com/21213–leading–causes–of–death – in–the–u–s–since–1900–infographic.html.
4. Irene Fernández–Ruiz, "Breakthrough in Heart Xenotransplantation," *Nature Reviews Cardiology* 16, no. 2 (February 2019): 69.
5. Moo–Sik Lee, Andreas J. Flammer, Lilach O. Lerman, and Amir Lerman, "Personalized Medicine in Cardiovascular Diseases," *Korean Circulation Journal* 42, no. 9 (September 2012): 583–91.

第一章　心脏即生命

1. N. K. Sanders, *The Epic of Gilgamesh* (London: Penguin, 1972).

2. Stephanie Dalley, *Myths from Mesopotamia: Creation, the Flood, Gilgamesh, and Others* (Oxford: Oxford University Press, 1989).

3. 阿尼纸草《亡灵书》第30篇咒语，公元前1240年。In Raymond Oliver Faulkner, *The Ancient Egyptian Book of the Dead* (London: British Museum Press, 2010).

4. John F. Nunn, *Ancient Egyptian Medicine* (London: British Museum Press, 1996).

5. Kaoru Sakatani, "Concept of Mind and Brain in Traditional Chinese Medicine," *Data Science Journal* 6 (Suppl., 2007): S220–24.

6. 管仲《管子》第36章，"心术" in Xiang Liu and W Allyn Rickett, *Guanzi: Political, Economic, and Philosophical Essays from Early China* (Princeton, NJ: Princeton University Press. 1985).

7.《淮南子》第一卷，"原道训"，*The Huainanzi: A Guide to the Theory and Practice of Government in Early Han China*, ed. and trans. John S. Major, Sarah A. Queen, Andrew Seth Meyer, and Harold D. Roth (New York: Columbia University Press, 2010).

8.（明）李豫亨《推蓬寤语》, 1570, https://classicalchinesemedicine.org/heart–selected–readings.

9. 李梃《医学入门》, 1575, https://classicalchinese medicine.org/heart–selected–readings.

10. K. Chimin Wong and Wu Lien–Teh, *History of Chinese Medicine: Being a Chronicle of Medical Happenings in China from Ancient Times to the Present Period*, 2nd ed. (Shanghai, China: National Quarantine Service, 1936 and reprinted by Taipei, Taiwan: Southern Materials Center), 35.

11. Kishor Patwardhan, "The History of the Discovery of Blood Circulation: Unrecognized Contributions of Ayurveda Masters," *Advances in Physiology Education* 36, no. 2 (2012): 77–82.

第二章　心脏与灵魂

1. Amentet Neferet, *Ancient Egyptian Dictionary*, accessed December 2021, https://seshkemet.weebly.com/dictionary.html.
2. Kaoru Sakatani, "Concept of Mind and Brain in Traditional Chinese Medicine," *Data Science Journal* 6 (Suppl., 2007): S220–24.
3. V. Jayaram, "The Meaning and Significance of Heart in Hinduism," 2019, https://www.hinduwebsite.com/hinduism/essays/the–meaning–and–significance–of–heart–in–hinduism.asp.
4. C. R. S. Harris, *The Heart and Vascular System in Ancient Greek Medicine: From Alcmaeon to Galen* (Oxford: Oxford University Press, 1973).
5. Harris, *The Heart and Vascular System in Ancient Greek Medicine.*

第三章　心脏与神

1. Kenneth G. Zysk, *Religious Medicine: The History and Evolution of Indian Medicine* (London: Transaction, 1993).
2. Marjorie O'Rourke Boyle, *Cultural Anatomies of the Heart in Aristotle, Augustine, Aquinas, Calvin, and Harvey* (London: Palgrave Macmillan, 2018).

第四章　情感之心

1. Kenneth G. Zysk, *Religious Medicine: The History and Evolution of Indian Medicine* (London: Transaction, 1993).
2. C. R. S. Harris, *The Heart and Vascular System in Ancient Greek Medicine: From Alcmaeon to Galen* (Oxford: Oxford University Press, 1973).
3. Helen King, *Greek and Roman Medicine* (Bristol: Bristol Classical Press, 2001).

第五章　古人对有形心脏的理解

1. C. R. S. Harris, *The Heart and Vascular System in Ancient Greek Medicine: From Alcmaeon to Galen* (Oxford: Oxford University Press, 1973).

2. Marjorie O'Rourke Boyle, *Cultural Anatomies of the Heart in Aristotle, Augustine, Aquinas, Calvin, and Harvey* (London: Palgrave Macmillan, 2018).

3. Celsus, *Prooemium: De Medicina*, Book 1, ed. W. G. Spencer (Cambridge, MA: Harvard University Press, 1971).

4. Harris, *The Heart and Vascular System in Ancient Greek Medicine*, 271.

5. Helen King, *Greek and Roman Medicine* (London: Bristol Classical Press, 2001).

6. Harris, *The Heart and Vascular System in Ancient Greek Medicine*, 271.

7. Galen, *On the Affected Parts*, V:1,2.

第六章　古代的心脏病

1. Adel H. Allam, Randall C. Thompson, L. Samuel Wann, Michael I. Miyamoto, and Gregory S. Thomas, "Computed Tomographic Assessment of Atherosclerosis in Ancient Egyptian Mummies," *JAMA* 302, no. 19 (November 2009): 2091–94.

2. Randall C. Thompson, Adel H. Allam, Guido P. Lombardi, L. Samuel Wann, M. Linda Sutherland, James D. Sutherland, Muhammad Al-Tohamy Soliman, Bruno Frohlich, David T. Mininberg, Janet M. Monge, Clide M. Vallodolid, Samantha L. Cox, Gomaa Abd el-Maksoud, Ibrahim Badr, Michael I. Miyamoto, Abd el-Halim Nur el-din, Jagat Narula, Caleb E. Finch, and Gregory S. Thomas, "Atherosclerosis Across 4000 Years of Human History: The Horus Study of Four Ancient Populations," *Lancet* 381, no. 9873 (2013): 1211–22.

3. Andreas Keller, Angela Graefen, Markus Ball, Mark Matzas, Valesca Boisguerin,

Frank Maixner, Petra Leidinger, Christina Backes, Rabab Khairat, Michael Forster, Björn Stade, Andre Franke, Jens Mayer, Jessica Spangler, Stephen McLaughlin, Minita Shah, Clarence Lee, Timothy T. Harkins, Alexander Sartori, Andres Moreno-Estrada, Brenna Henn, Martin Sikora, Ornella Semino, Jacques Chiaroni, Siiri Roostsi, Natalie M. Myres, Vicente M. Cabrera, Peter A. Underhill, Carlos D. Bustamante, Eduard Egarter Vigl, Marco Samadelli, Giovanna Cipollini, Jan Haas, Hugo Katus, Brian D. O'Connor, Marc R. J. Carlson, Benjamin Meder, Nikolaus Blin, Eckart Meese, Carsten M. Pusch, and Albert Zink, "New Insights Into the Tyrolean Iceman's Origin and Phenotype as Inferred by Whole-Genome Sequencing," *Nature Communications* 3 (February 2012): 698.

第七章 黑暗时代

1. Heather Webb, *The Medieval Heart* (New Haven, CT: Yale University Press, 2010).

2. Piero Camporesi, *The Incorruptible Flesh: Bodily Mutation and Mortification in Religion and Folklore*, trans. Tania Croft-Murray (New York: Cambridge University Press, 1988).

3. Camporesi, *The Incorruptible Flesh*, 5.

4. Bertrand Mafart, "Post-Mortem Ablation of the Heart: A Medieval Funerary Practice. A Case Observed at the Cemetery of Ganagobie Priory in the French Department of Alpes De Haute Provence," *International Journal of Osteoarchaeology* 14, no. 1 (2004): 67–73.

5. Katie Barclay, "Dervorgilla of Galloway (abt 1214–abt 1288)," *Women's History Network*, August 15, 2010, https://womenshistorynetwork.org/dervorgilla-of-galloway-abt-1214-abt-1288/.

6. Marjorie O'Rourke Boyle, "Aquinas's Natural Heart," *Early Science and Medicine* 18, no. 3 (2013): 266–90.

第八章　黄金时代

1. Hawa Edriss, Brittany N. Rosales, Connie Nugent, Christian Conrad, and Kenneth Nugent, "Islamic Medicine in the Middle Ages," *American Journal of the Medical Sciences* 354, no. 3 (September 2017): 223–29.

2. André Silva Ranhel and Evandro Tinoco Mesquita, "The Middle Ages Contributions to Cardiovascular Medicine," *Brazilian Journal of Cardiovascular Surgery* 31, no. 2 (April 2016): 163–70.

3. Rachel Hajar, "Al–Razi: Physician for All Seasons," *Heart Views* 6, no. 1 (2005): 39–43.

4. Hajar, "Al–Razi: Physician for All Seasons," 41.

第九章　维京人的冷心

1. Snorre Sturlason, *Heimskringla—The Norse King Sagas* (Redditch, UK: Read Books, 2011).

第十章　美洲人的心脏祭祀

1. Michael D. Coe and Rex Koontz, *Mexico: From the Olmecs to the Aztecs* (London: Thames and Hudson, 2008).

2. James Maffie, "Aztec Philosophy," *Internet Encyclopedia of Philosophy*, April 3, 2022, https://iep.utm.edu/aztec–philosophy/.

3. Molly H. Bassett, *The Fate of Earthly Things: Aztec Gods and God–Bodies* (Austin: University of Texas Press, 1980).

4. Gabriel Prieto, John W. Verano, Nicolas Goepfert, Douglas Kennett, Jeffrey Quilter, Steven LeBlanc, Lars Fehren–Schmitz, Jannine Forst, Mellisa Lund, Brittany Dement, Elise Dufour, Olivier Tombret, Melina Calmon, Davette Gadison, and Khrystyne Tschinkel, "A Mass Sacrifice of Children and Camelids at the Huanchaquito–Las Llamas Site, Moche Valley, Peru," *PLoS*

One 14, no. 3 (2019): e0211691.

5. Bernal Diaz Del Castillo, *The True History of the Conquest of New Spain* (London: Penguin Classics, 2003), 104.

6. Haverford College, Intro to Environmental Anthropology Class, *The Gwich'in People: Caribou Protectors*, December 2021, https://anthro281.netlify.app.

第十一章　心脏文艺复兴

1. William W. E. Slights, "The Narrative Heart of the Renaissance," *Renaissance and Reformation* 26, no. 1 (2002): 5–23.

2. Marco Cambiaghi and Heidi Hausse, "Leonardo da Vinci and His Study of the Heart," *European Heart Journal* 40, no. 23 (2019): 1823–26.

3. Mark E. Silverman, "Andreas Vesalius and *de Humani Corporis Fabrica*," *Clinical Cardiology* 14 (1991): 276–79.

第十二章　循环往复

1. Thomas Fuchs, *Mechanization of the Heart: Harvey and Descartes* (Rochester, NY: University of Rochester Press, 2001).

2. William Harvey, *Exercitatio Anatomica de Motu Cordis et Sanguinis in Animalibus*, chap. 13.

3. William Harvey, *Lectures on the Whole of Anatomy*, 92.

4. William Harvey, *Exercitationes de Generatione Animalium (On Animal Generation)* (1651), Exercise 52.

5. W. Bruce Fye, "Profiles in Cardiology: René Descartes," *Clinical Cardiology* 26, no. 1 (2003): 49–51.

6. Descartes, *Traité de l'homine* (Treatise on Man), 1664.

第十三章 美术之心

1. Pierre Vinken, "How the Heart Was Held in Medieval Art," *Lancet* 358, no. 9299 (2001): 2155–57.

2. Adi Kalin, "Frau Minne hat sich gut gehalten," *NZZ*, November 25, 2009, https://www.nzz.ch/frau_minne_hat_sich_gut_gehalten–ld.930946?.

3. Gordon Bendersky, "The Olmec Heart Effigy: Earliest Image of the Human Heart," *Perspectives in Biology and Medicine* 40, no. 3 (Spring 1997): 348–61.

第十四章 文学之心

1. William W. E. Slights, "The Narrative Heart of the Renaissance," *Renaissance and Reformation* 26, no. 1 (2002): 5–23.

第十五章 音乐之心

1. Coding in Tune, "Most Used Words in Lyrics by Genre," April 2018, https://codingintune.com/2018/04/09/statistics–most–used–words–in–lyrics–by–genre/.

第十六章 仪式之心

1. Ambrosius Aurelius Theodosius Macrobius, *Seven Books of the Saturnalia*, accessed April 2022, https://www.loc.gov/item/2021667911/.

2. T. Christian Miller, "A History of the Purple Heart," *NPR*, September 2010, https://www.npr.org/templates/story/story.php?storyId=129711544.

第十八章　心脏解剖学

1. Xiaoya Ma, Peiyun Cong, Xianguang Hou, Gregory D. Edgecombe, and Nicholas J. Strausfeld, "An Exceptionally Preserved Arthropod Cardiovascular System from the Early Cambrian," *Nature Communications* 5 (2014): 3560.

2. Brandon Specktor, "Evolution Turned This Fish Into a 'Penis with a Heart.' Here's How," *Live Science*, August 3, 2020, https://www.livescience.com/anglerfish-fusion-sex-immune-system.html.

3. Jeremy B. Swann, Stephen J. Holland, Malte Petersen, Theodore W. Pietsch, and Thomas Boehm, "The Immunogenetics of Sexual Parasitism," *Science* 369, no. 6511 (2020): 1608–15.

第二十一章　心脏的电系统

1. W. Bruce Fye, "A History of the Origin, Evolution, and Impact of Electrocardiography," *American Journal of Cardiology* 73, no. 13 (1994): 937–49.

第二十二章　何谓心电图

1. O. Aquilina, "A Brief History of Cardiac Pacing," *Images in Paediatriic Cardiology* 8, no. 2 (April–June 2006):17–81.

第二十三章　何谓血压

1. Nature Editors, "Samuel Siegfried Karl von Basch (1837–1905)," *Nature* 140 (1937): 393–94.

2. World Health Organization, "Hypertension," August 25, 2021, https://www.who.int/news-room/fact-sheets/detail/hypertension.

3. Timothy Bishop and Vincent M. Figueredo, "Hypertensive Therapy: Attacking the Renin-Angiotensin System," *Western Journal of Medicine* 175, no. 2

(August 2001): 119–24.

4. William Osler, "An Address on High Blood Pressure: Its Associations, Advantages, and Disadvantages: Delivered at the Glasgow Southern Medical Society," *British Medical Journal* 2, no. 2705 (November 2, 1912): 1173–77.

5. G. Antonakoudis, L. Poulimenos, K. Kifnidis, C. Zouras, and H. Antonakoudis, "Blood Pressure Control and Cardiovascular Risk Reduction," *Hippokratia* 11, no. 3 (July 2007): 114–19.

第二十四章 何谓心力衰竭

1. A. Perciaccante, M. A. Riva, A. Coralli, P. Charlier, and R. Bianucci, "The Death of Balzac (1799–1850) and the Treatment of Heart Failure During the Nineteenth Century," *Journal of Cardiac Failure* 22, no. 11 (2016): 930–33.

2. Raffaella Bianucci, Robert D. Loynes, M. Linda Sutherland, Rudy Lallo, Gemma L. Kay, Philippe Froesch, Mark J. Pallen, Philippe Charlier, and Andreas G. Nerlich, "Forensic Analysis Reveals Acute Decompensation of Chronic Heart Failure in a 3500–Year–Old Egyptian Dignitary," *Journal of Forensic Sciences* 61, no. 5 (September 2016): 1378–81.

3. Roberto Ferrari, Cristina Balla, and Alessandro Fucili, "Heart Failure: An Historical Perspective," *European Heart Journal Supplements* 18 (Suppl. G, 2016): G3–G10.

第二十五章 何谓冠心病

1. W. F. Enos, R. H. Holmes, and J. Beyer, "Coronary Disease Among United States Soldiers Killed in Action in Korea: Preliminary Report," *JAMA* 152, no. 12 (1953):1090–93.

2. J. J. McNamara, M. A. Molot, J. F. Stremple, and R. T. Cutting, "Coronary Artery Disease in Combat Casualties in Vietnam," *JAMA* 216, no. 7 (1971): 1185–87.

3. Manoel E. S. Modelli, Aurea S. Cherulli, Lenora Gandolfi, and Riccardo Pratesi, "Atherosclerosis in Young Brazilians Suffering Violent Deaths: A Pathological Study," *BMC Research Notes* 4 (2011): 531.

4. James B. Herrick, "Clinical Features of Sudden Obstruction of the Coronary Arteries," *JAMA* 59 (1912): 2015–20.

第二十六章　性别、种族和民族之于心脏病

1. U.S. Department of Health and Human Services Office of Minority Health, "Heart Disease and African Americans," January 31, 2022, https://minorityhealth.hhs.gov/omh/browse.aspx?lvl=4&lvlid=19.

2. Centers for Disease Control, "Disparities in Premature Deaths from Heart Disease," February 19, 2004, https://www.cdc.gov/mmwr/preview/mmwrhtml/mm5306a2.htm.

3. World Health Organization, "The Top 10 Causes of Death," December 2020, https://www.who.int/news-room/fact-sheets/detail/the-top-10-causes-of-death.

4. World Health Organization, "Cardiovascular Disease," June 2021, https://www.who.int/news-room/fact-sheets/detail/cardiovascular-diseases-(cvds).

5. Centers for Disease Control and Prevention, "Preventing 1 Million Heart Attacks and Strokes," September 6, 2018, https://www.cdc.gov/vitalsigns/million-hearts/.

6. American Heart Association, "Championing Health Equity for All," April 2022, https://www.heart.org/en/about-us/2024-health-equity-impact-goal.

7. American Heart Association, "Championing Health Equity for All"; American College of Cardiology, "Cover Story | Health Disparities and Social Determinants of Health: Time for Action," June 11, 2020, https://bluetoad.com/publication/?m=14537&i=664103&p=1&ver=html5.

8. A. H. E. M. Maas and Y. E. A. Appelman, "Gender Differences in Coronary Heart Disease," *Netherlands Heart Journal* 18, no. 12 (December 2010):

598–602.

9. Alan S. Go, Dariush Mozaffarian, Véronique L. Roger, Emelia J. Benjamin, Jarett D. Berry, William B. Borden, Dawn M. Bravata, Shifan Dai, Earl S. Ford, Caroline S. Fox, Sheila Franco, Heather J. Fullerton, Cathleen Gillespie, Susan M. Hailpern, John A. Heit, Virginia J. Howard, Mark D. Huffman, Brett M. Kissela, Steven J. Kittner, Daniel T. Lackland, Judith H. Lichtman, Lynda D. Lisabeth, David Magid, Gregory M. Marcus, Ariane Marelli, David B. Matchar, Darren K. McGuire, Emile R. Mohler, Claudia S. Moy, Michael E. Mussolino, Graham Nichol, Nina P. Paynter, Pamela J. Schreiner, Paul D. Sorlie, Joel Stein, Tanya N. Turan, Salim S. Virani, Nathan D. Wong, Daniel Woo, and Melanie B. Turner, "Heart Disease and Stroke Statistics—2013 Update: A Report from the American Heart Association," *Circulation* 127, no. 1 (January 2013): e6–e245.

10. American Heart Association, "The Facts About Women and Heart Disease," April 2022, https://www.goredforwomen.org/en/about–heart–disease–in–women/facts.

第二十七章　运动员猝死

1. Michael S. Emery and Richard J. Kovacs, "Sudden Cardiac Death in Athletes," *JACC Heart Failure* 6, no. 1 (2018): 30–40.

2. Meagan M. Wasfy, Adolph M. Hutter, and Rory B. Weiner, "Sudden Cardiac Death in Athletes," *Methodist Debakey Cardiovascular Journal* 12, no. 2 (2016): 76–80.

3. American Heart Association, "Recommendations for Physical Activity in Adults and Kids," last reviewed April 18, 2018, https://www.gored forwomen.org/en/healthy–living/fitness/fitness–basics/aha–recs–for–physical–activity–in–adults.

第二十九章　启蒙与革命时代

1. Luis-Alfonso Arráez-Aybar, Pedro Navia-Álvarez, Talia Fuentes-Redondo, and José-L Bueno-López, "Thomas Willis, a Pioneer in Translational Research in Anatomy (on the 350th Anniversary of Cerebri Anatome)," *Journal of Anatomy* 226, no. 3 (March 2015): 289–300.

2. John B. West, "Marcello Malpighi and the Discovery of the Pulmonary Capillaries and Alveoli," *American Journal of Physiology, Lung Cellular and Molecular Physiology* 304, no. 6 (2013): L383–90.

3. Edmund King, "Arthur Coga's Blood Transfusion (1667)," *Public Domain Review*, April 15, 2014, https://publicdomainreview.org/collection/arthur-coga-s-blood-transfusion-1667.

4. Marios Loukas, Pamela Clarke, R. Shane Tubbs, and Theodoros Kapos, "Raymond de Vieussens," *Anatomical Science International* 82, no. 4 (2007): 233–36.

5. Max Roser, Esteban Ortiz-Ospina, and Hannah Ritchie, "Life Expectancy," *Our World in Data*, last revised October 2019, https://ourworldindata.org/life-expectancy.

6. Maria Rosa Montinari and Sergio Minelli, "The First 200 Years of Cardiac Auscultation and Future Perspectives," *Journal of Multidisciplinary Healthcare* 12 (2109): 183–89.

7. Ariel Roguin, "Rene Theophile Hyacinthe Laënnec (1781–1826): The Man Behind the Stethoscope," *Clinical Medicine and Research* 4, no. 3 (2006): 230–35.

8. William Heberden, "Some Account of a Disorder of the Breast" *Medical Transactions. The Royal College of London* 2 (1772): 59–67.

9. Although the name "catgut" implies the use of guts from cats, the word is derived from *kitgut*, the string used on a fiddle or "kit." The first known absorbable catgut sutures were made from intestines of sheep or cows. They were being used as medical sutures as early as the third century by Galen

in Rome. Today catgut has largely been replaced by absorbable synthetic polymers.

10. L. Rehn, "Ueber penetrierende Herzwunden und Herznaht," *Arch Klin Chir* 55, no. 315 (1897): 315–29.

11. Paul, "Door 23: The Heart of a King," *Geological Society of London* (blog), December 23, 2014, https://blog.geolsoc.org.uk/2014/12/23/the–heart–of–a–king/.

12. Stacey Conradt, "Mary Shelley's Favorite Keepsake: Her Dead Husband's Heart," *Mental Floss*, July 8, 2015, https://www.mentalfloss.com/article/65624/mary–shelleys–favorite–keepsake–her–dead–husbands–heart.

第三十章　20世纪与心脏病

1. Ross Toro, *Leading Causes of Death in the US: 1900–Present* (Infographic), July 1, 2012, https://www.livescience.com/21213–leading–causes–of–death–in–the–u–s–since–1900–infographic.html.

2. World Health Organization, "Cardiovascular Diseases," June 2021, https://www.who.int/news–room/fact–sheets/detail/cardiovascular–diseases–(cvds).

3. Toro, "Leading Causes of Death in the US."

4. Rachel Hajar, "Coronary Heart Disease: From Mummies to 21st Century," *Heart Views* 18, no. 2 (2017): 68–74.

5. W. P. Obrastzow and N. D. Staschesko, "Zur Kenntnissder Thrombose der Coronararterien des Herzens," *Zeitschrift für klinische Medizin* 71 (1910): 12.

第三十一章　阿司匹林

1. Dawn Connelly, "A History of Aspirin," *Pharmaceutical Journal*, September 2014, https://pharmaceutical–journal.com/article/infographics /a–history–of–aspirin.

2. Jonathan Miner and Adam Hoffhines, "The Discovery of Aspirin's Antithrombotic

Effects," *Texas Heart Journal* 34, no. 2 (2007): 179–86.

第三十二章　20世纪与心脏手术

1. Lawrence H. Cohn, "Fifty Years of Open–Heart Surgery," *Circulation* 107, no. 17 (2003): 2168–70; C. W. Lillehei, "The Society Lecture. European Society for Cardiovascular Surgery Meeting, Montpellier, France, September 1992. The Birth of Open–Heart Surgery: Then the Golden Years," *Cardiovascular Surgery* 2, no. 3 (1994): 308–17.

2. Global Observatory on Donation and Transplantation, "Total Heart," April 3, 2022, http://www.transplant–observatory.org/data–charts–and–tables/chart/.

第三十三章　心在当下

1. Centers for Disease Control and Prevention, "Heart Disease Facts," February 7, 2022, https://www.cdc.gov/heartdisease/facts.htm.

第三十四章　心碎综合征

1. A. Tofield, "Hikaru Sato and Takotsubo Cardiomyopathy," *European Heart Journal* 37, no. 37 (October 2016): 2812.

2. Rienzi Díaz–Navarro, "Takotsubo Syndrome: The Broken–Heart Syndrome," *British Journal of Cardiology* 28 (2021): 30–34.

3. Mahek Shah, Pradhum Ram, Kevin Bryan U. Lo, Natee Sirinvaravong, Brijesh Patel, Byomesh Tripathi, Shantanu Patil, and Vincent M. Figueredo, "Etiologies, Predictors, and Economic Impact of Readmission Within 1 Month Among Patients with Takotsubo Cardiomyopathy," *Clinical Cardiology* 41, no. 7 (July 2018): 916–23.

4. Vincent M. Figueredo, "The Time Has Come for Physicians to Take Notice:

The Impact of Psychosocial Stressors on the Heart," *American Journal of Medicine* 122, no. 8 (2009): 704–12.

5. Dean Burnett, "Why Elderly Couples Often Die Together: The Science of Broken Hearts," *Guardian*, January 9, 2015, https://www.theguardian.com/lifeandstyle/shortcuts/2015/jan/09/why–elderly–couples–die–together–science–broken–hearts.

第三十五章　心脑连接

1. Vincent M. Figueredo, "The Time Has Come for Physicians to Take Notice: The Impact of Psychosocial Stressors on the Heart," *American Journal of Medicine* 122, no. 8 (2009): 704–12.

2. Annika Rosengren, Steven Hawken, Stephanie Ounpuu, Karen Sliwa, Mohammad Zubaid, Wael A. Almahmeed, Kathleen Ngu Blackett, Chitr Sitthi–amorn, Hiroshi Sato, Salim Yusuf, and INTERHEART investigators, "Association of Psychosocial Risk Factors with Risk of Acute Myocardial Infarction in 11,119 Cases and 13,648 Controls from 52 Countries (the INTERHEART Study): Case–Control Study," *Lancet* 364, no. 9438 (2004): 953–62.

3. Michael Miller, "Emotional Rescue: The Heart–Brain Connection," *Cerebrum* (May 2019): cer–05–19.

4. Rollin McCraty, Mike Atkinson, Dana Tomasino, and Raymond Trevor Bradley, "The Coherent Heart: Heart–Brain Interactions, Psychophysiological Coherence, and the Emergence of System–Wide Order," *Integral Review* 5, no. 2 (December 2009): 10–115; Tara Chand, Meng Li, Hamidreza Jamalabadi, Gerd Wagner, Anton Lord, Sarah Alizadeh, Lena V. Danyeli, Luisa Herrmann, Martin Walter, and Zumrut D. Sen, "Heart Rate Variability as an Index of Differential Brain Dynamics at Rest and After Acute Stress Induction," *Frontiers in Neuroscience* 14 (July 2020): 645; Sarah Garfinkel, "It's an Intriguing World That Is Opening Up," *The Psychologist* 32 (January

2019): 38–41; Fred Shaffer, Rollin McCraty, and Christopher L. Zerr, "A Healthy Heart Is Not a Metronome: An Integrative Review of the Heart's Anatomy and Heart Rate Variability," *Frontiers in Psychology* 5 (2014): 1040.

5. Ali M. Alshami, "Pain: Is It All in the Brain or the Heart?," *Current Pain and Headache Reports* 23, no. 12 (November 2019): 88.

6. Sirisha Achanta, Jonathan Gorky, Clara Leung, Alison Moss, Shaina Robbins, Leonard Eisenman, Jin Chen, Susan Tappan, Maci Heal, Navid Farahani, Todd Huffman, Steve England, Zixi (Jack) Cheng, Rajanikanth Vadigepalli, and James S. Schwaber, "A Comprehensive Integrated Anatomical and Molecular Atlas of Rat Intrinsic Cardiac Nervous System," *iScience* 23, no. 6 (June 2020): 101140.

7. L. Z. Song, G. E. Schwartz, and L. G. Russek, "Heart–Focused Attention and Heart–Brain Synchronization: Energetic and Physiological Mechanisms," *Alternative Therapies in Health and Medicine* 4, no. 5 (September 1998): 44–52, 54–60, 62.

8. Björn Vickhoff, Helge Malmgren, Rickard Aström, Gunnar Nyberg, Seth–Reino Ekström, Mathias Engwall, Johan Snygg, Michael Nilsson, and Rebecka Jörnsten, "Music Structure Determines Heart Rate Variability of Singers," *Frontiers in Psychology* 4 (July 2013): 334; Apit Hemakom, Katarzyna Powezka, Valentin Goverdovsky, Usman Jaffer, and Danilo P. Mandic, "Quantifying Team Cooperation Through Intrinsic Multi–Scale Measures: Respiratory and Cardiac Synchronization in Choir Singers and Surgical Teams," *Royal Society Open Access* 4, no. 12 (November 2017): 170853.

9. Julian F. Thayer and Richard D. Lane, "Claude Bernard and the Heart-Brain Connection: Further Elaboration of a Model of Neurovisceral Integration," *Neuroscience & Biobehavioral Reviews 33*, no. 2 (2009): 81–88; William James, *The Principles of Psychology* (New York: Henry Holt, 1890).

10. Hugo D. Critchley and Sarah N. Garfinkel, "Interoception and Emotion,"

Current Opinion in Psychology 17 (April 2017): 7–14.

第三十六章　心之展望

1. Moo–Sik Lee, Andreas J. Flammer, Lilach O. Lerman, and Amir Lerman, "Personalized Medicine in Cardiovascular Diseases," *Korean Circulation Journal* 42, no. 9 (2012): 583–91; F. Randy Vogenberg, Carol Isaacson Barash, and Michael Pursel, "Personalized Medicine: Part 1: Evolution and Development Into Theranostics," *Pharmacy and Therapeutics* 35, no 10(2010): 565–67.

2. M. Grossman, S. E. Raper, K. Kozarsky, E. A. Stein, J. F. Engelhardt, D. Muller, P. J. Lupien, and J. M. Wilson, "Successful Ex Vivo Gene Therapy Directed to Liver in a Patient with Familial Hypercholesterolaemia," *Nature Genetics* 6, no. 4 (1994): 335–41.

3. K. Gabisonia G. Prosdocimo, G. D. Aquaro, L. Carlucci, L. Zentilin, I. Secco, H. Ali, L. Braga, N. Gorgodze, F. Bernini, S. Burchielli, C. Collesi, L. Zandonà, G. Sinagra, M. Piacenti, S. Zacchigna, R. Bussani, F. A. Recchia, and M. Giacca, "MicroRNA Therapy Stimulates Uncontrolled Cardiac Repair After Myocardial Infarction in Pigs," *Nature* 569, no. 7756 (2019): 418–22.

4. Akon Higuchi, Nien–Ju Ku, Yeh–Chia Tseng, Chih–Hsien Pan, Hsing–Fen Li, S. Suresh Kumar, Qing–Dong Ling, Yung Chang, Abdullah A. Alarfaj, Murugan A. Munusamy, Giovanni Benelli, and Kadarkarai Muruga, "Stem Cell Therapies for Myocardial Infarction in Clinical Trials: Bioengineering and Biomaterial Aspects," *Laboratory Investigation* 97 (2017): 1167–79.

5. Shixing Huang, Yang Yang, Qi Yang, Qiang Zhao, and Xiaofeng Ye, "Engineered Circulatory Scaffolds for Building Cardiac Tissue," *Journal of Thoracic Disease* 10 (Suppl. 20; 2018): S2312–28.

6. Brendan Maher, "Tissue Engineering: How to Build a Heart," *Nature* 499 (2013): 20–22.

7. Laura Iop, Eleonora Dal Sasso, Roberta Menabò, Fabio Di Lisa, and Gino Gerosa, "The Rapidly Evolving Concept of Whole Heart Engineering." *Stem Cells International* (2017): 8920940.

8. Frederick J. Raal, David Kallend, Kausik K. Ray, Traci Turner, Wolfgang Koenig, R. Scott Wright, Peter L. J. Wijngaard, Danielle Curcio, Mark J. Jaros, Lawrence A. Leiter, John J. P. Kastelein, and ORION-9 Investigators, "Inclisiran for the Treatment of Heterozygous Familial Hypercholesterolemia," *New England Journal of Medicine* 382, no. 16 (2020): 1520–30.

9. Kiran Musunuru, Alexandra C. Chadwick, Taiji Mizoguchi, Sara P. Garcia, Jamie E. DeNizio, Caroline W. Reiss, Kui Wang, Sowmya Iyer, Chaitali Dutta, Victoria Clendaniel, Michael Amaonye, Aaron Beach, Kathleen Berth, Souvik Biswas, Maurine C. Braun, Huei-Mei Chen, Thomas V. Colace, John D. Ganey, Soumyashree A. Gangopadhyay, Ryan Garrity, Lisa N. Kasiewicz, Jennifer Lavoie, James A. Madsen, Yuri Matsumoto, Anne Marie Mazzola, Yusuf S. Nasrullah, Joseph Nneji, Huilan Ren, Athul Sanjeev, Madeleine Shay, Mary R. Stahley, Steven H. Y. Fan, Ying K. Tam, Nicole M. Gaudelli, Giuseppe Ciaramella, Leslie E. Stolz, Padma Malyala, Christopher J. Cheng, Kallanthottathil G. Rajeev, Ellen Rohde, Andrew M. Bellinger, and Sekar Kathiresan, "In Vivo CRISPR Base Editing of PCSK9 Durably Lowers Cholesterol in Primates," *Nature* 593, no. 7859 (2021): 429–34.

10. U. Kei Cheang and Min Jun Kim, "Self-Assembly of Robotic Micro- and Nanoswimmers Using Magnetic Nanoparticles," *Journal of Nanoparticle Research* 17 (2015): 145; Jiangfan Yu, Ben Wang, Xingzhou Du, Qianqian Wang, and Li Zhang, "Ultra-Extensible Ribbon-Like Magnetic Microswarm," *Nature Communications* 9, no. 1 (2018): 3260.

11. Eugenio Cingolani, Joshua I. Goldhaber, and Eduardo Marbán, "Next-Generation Pacemakers: From Small Devices to Biological Pacemakers," *Nature Reviews Cardiology* 15, no. 3 (2018): 139–50.

12. Irene Fernández-Ruiz, "Breakthrough in Heart Xenotransplantation,"

Nature Reviews Cardiology 16, no. 2 (February 2019): 69; Martha Längin Tanja Mayr, Bruno Reichart, Sebastian Michel, Stefan Buchholz, Sonja Guethoff, Alexey Dashkevich, Andrea Baehr, Stephanie Egerer, Andreas Bauer, Maks Mihalj, Alessandro Panelli, Lara Issl, Jiawei Ying, Ann Kathrin Fresch, Ines Buttgereit, Maren Mokelke, Julia Radan, Fabian Werner, Isabelle Lutzmann, Stig Steen, Trygve Sjöberg, Audrius Paskevicius, Liao Qiuming, Riccardo Sfriso, Robert Rieben, Maik Dahlhoff, Barbara Kessler, Elisabeth Kemter, Mayulko Kurome, Valeri Zakhartchenko, Katharina Klett, Rabea Kingel, Christian Kupatt, Almuth Falkenau, Simone Reu, Reinhrad Ellgass, Rudolf Herzog, Uli Binder, Günter Wich, Arne Skerra, David Ayares, Alexander Kind, Uwe Schönmann. Franz-Josef Kaup, Christain Hagl, Eckhard Wolf, Nikolai Klymuk, Paolo Brenner, and Jan Michael Abicht, "Consistent Success in Life-Supporting Porcine Cardiac Xenotransplantation," *Nature* 564, no. 7736 (2018): 430–33.

13. Matteo Pettinari, Emiliano Navarra, Philippe Noirhomme, and Herbert Gutermann, "The State of Robotic Cardiac Surgery in Europe," *Annals of Cardiothoracic Surgery* 6, no. 1 (2017): 1–8.

参考文献

Achanta, Sirisha, Jonathan Gorky, Clara Leung, Alison Moss, Shaina Robbins, Leonard Eisenman, Jin Chen, Susan Tappan, Maci Heal, Navid Farahani, Todd Huffman, Steve England, Zixi (Jack) Cheng, Rajanikanth Vadigepalli, and James S Schwaber. "A Comprehensive Integrated Anatomical and Molecular Atlas of Rat Intrinsic Cardiac Nervous System," *iScience* 23, no. 6 (June 2020): 101140. https://doi.org/10.1016/j.isci.2020.101140.

Allam, Adel H., Randall C. Thompson, L. Samuel Wann, Michael I. Miyamoto, and Gregory S. Thomas. "Computed Tomographic Assessment of Atherosclerosis in Ancient Egyptian Mummies," *JAMA* 302, no. 19 (November 2009): 2091–94.

Alshami, Ali M. "Pain: Is It All in the Brain or the Heart?," *Current Pain and Headache Reports* 23, no. 12 (November 2019): 88.

American College of Cardiology. "Cover Story | Health Disparities and Social Determinants of Health: Time for Action." June 11, 2020. https://www.acc.org/latest−in−cardiology/articles 2020/06/01/12/42/cover−story−health−disparities−and−social−determinants−of−health−time−for−action.

American Heart Association. "Championing Health Equity for All." April 2022. https://www.heart.org/en/about−us/2024−health−equity−impact−goal.

——. "The Facts About Women and Heart Disease." updated April 2022. https://www.goredforwomen.org/en/about−heart−disease−in−women/facts.

——. "Recommendations for Physical Activity in Adults and Kids." last reviewed

April 18, 2018. https://www.heart.org/en/healthy-living/fitness /fitness-basics/aha-recs-for-physical-activity-in-adults.

Antonakoudis, G., L. Poulimenos, K. Kifnidis, C. Zouras, and H. Antonakoudis. "Blood Pressure Control and Cardiovascular Risk Reduction," *Hippokratia* 11, no. 3 (July 2007): 114–19.

Aquilina, O. "A Brief History of Cardiac Pacing," *Images in Paediatric Cardiology* 8, no. 2 (April–June 2006): 17–81.

Arráez-Aybar, Luis-Alfonso, Pedro Navia-Álvarez, Talia Fuentes-Redondo, and José-L. Bueno-López. "Thomas Willis, a Pioneer in Translational Research in Anatomy (on the 350th Anniversary of Cerebri Anatome)," *Journal of Anatomy* 226, no. 3 (March 2015): 289–300.

Barclay, Katie. "Dervorgilla of Galloway (abt 1214–abt 1288)." *Women's History Network.*August 15, 2010. https://womenshistorynetwork.org/dervorgilla-of-galloway-abt-1214-abt-1288/.

Bassett, Molly H. *The Fate of Earthly Things: Aztec Gods and God-Bodies.* Austin: University of Texas Press, 1980.

Bendersky, Gordon. "The Olmec Heart Effigy: Earliest Image of the Human Heart," *Perspectives in Biology and Medicine* 40, no. 3 (Spring 1997): 348–61.

Bianucci, Raffaella, Robert D. Loynes, M. Linda Sutherland, Rudy Lallo, Gemma L. Kay, Philippe Froesch, Mark J. Pallen, Philippe Charlier, and Andreas G. Nerlich. "Forensic Analysis Reveals Acute Decompensation of Chronic Heart Failure in a 3500-Year-Old Egyptian Dignitary," *Journal of Forensic Sciences* 61, no. 5 (September 2016): 1378–81.

Bishop, Timothy, and Vincent M. Figueredo. "Hypertensive Therapy: Attacking the Renin–Angiotensin System," *Western Journal of Medicine* 175, no. 2 (August 2001): 119–24.

Burnett, Dean. "Why Elderly Couples Often Die Together: The Science of Broken Hearts." *Guardian*, January 9, 2015. https://www.theguardian.com/lifeandstyle/shortcuts/2015/jan/09/why-elderly-couples-die-togetherscience-broken-hearts.

Cambiaghi, Marco, and Heidi Hausse. "Leonardo da Vinci and His Study of the Heart," *European Heart Journal* 40, no. 23 (2019): 1823-26.

Camporesi, Piero. *The Incorruptible Flesh: Bodily Mutation and Mortification in Religion and Folklore*. New York: Cambridge University Press, 1988.

Centers for Disease Control and Prevention. "Disparities in Premature Deaths from Heart Disease." February 19, 2004. https://www.cdc.gov/mmwr/preview/mmwrhtml/mm5306a2.htm.

———. "Heart Disease Facts." February 7, 2022. https://www.cdc.gov/heart disease/facts.htm.

———. "Preventing 1 Million Heart Attacks and Strokes." September 6, 2018. https://www.cdc.gov/vitalsigns/million-hearts/.

Chand Tara, Meng Li, Hamidreza Jamalabadi, Gerd Wagner, Anton Lord, Sarah Alizadeh, Lena V. Danyeli, Luisa Herrmann, Martin Walter, and Zumrut D. Sen. "Heart Rate Variability as an Index of Differential Brain Dynamics at Rest and After Acute Stress Induction," *Frontiers in Neuroscience* 14 (July 2020): 645.

Cheang, U. Kei, and Min Jun Kim. "Self-Assembly of Robotic Micro- and Nanoswimmers Using Magnetic Nanoparticles," *Journal of Nanoparticle Research* 17 (2015): 145.

Cingolani, Eugenio, Joshua I. Goldhaber, and Eduardo Marbán. "Next Generation Pacemakers: From Small Devices to Biological Pacemakers," *Nature Reviews Cardiology* 15, no. 3 (2018): 139-50.

Coding in Tune. "Most Used Words in Lyrics by Genre." April 2018. https://codingintune.com/2018/04/09/statistics-most-used-words-in-lyrics-by-genre/.

Coe, Michael D., and Rex Koontz. *Mexico: From the Olmecs to the Aztecs*. London: Thames & Hudson, 2008.

Cohn, Lawrence H. "Fifty Years of Open-Heart Surgery," *Circulation* 107, no. 17 (2003): 2168-70.

Connelly, Dawn. "A History of Aspirin. *Pharmaceutical Journal*. September 2014. https://pharmaceutical-journal.com/article/infographics/a-history-of-aspirin.

Conradt, Stacey. "Mary Shelley's Favorite Keepsake: Her Dead Husband's Heart." *Mental Floss*. July 8, 2015. https://www.mentalfloss.com/article/65624/mary-shelleys-favorite-keepsake-her-dead-husbands-heart.

Critchley Hugo D., and Sarah N. Garfinkel. "Interoception and Emotion," *Currnet Opinion in Psychology* 17 (April 2017): 7–14.

Dalley, Stephanie. *Myths from Mesopotamia: Creation, the Flood, Gilgamesh, and Others*. Oxford: Oxford University Press, 1989.

Diaz Del Castillo, Bernal. *The True History of the Conquest of New Spain*. London: Penguin Classics, 2003.

Díaz-Navarro, Rienzi. "Takotsubo Syndrome: The Broken-Heart Syndrome," *British Journal of Cardiology* 28 (2021): 30–34.

Edriss, Hawa, Brittany N. Rosales, Connie Nugent, Christian Conrad, and Kenneth Nugent. "Islamic Medicine in the Middle Ages," *American Journal of the Medical Sciences* 354, no. 3 (September 2017): 223–29.

Emery, Michael S., and Richard J. Kovacs. "Sudden Cardiac Death in Athletes," *JACC Heart Failure* 6, no. 1 (2018): 30–40.

Enos, W. F., R. H. Holmes, and J. Beyer. "Coronary Disease Among United States Soldiers Killed in Action in Korea: Preliminary Report," *JAMA* 152, no. 12 (1953): 1090–93.

Faulkner, Raymond Oliver. *The Ancient Egyptian Book of the Dead*. London: British Museum Press, 2010.

Fernández-Ruiz, Irene. "Breakthrough in Heart Xenotransplantation," *Nature Reviews Cardiology* 16, no. 2 (February 2019): 69.

Ferrari, Roberto, Cristina Balla, and Alessandro Fucili. "Heart Failure: An Historical Perspective," *European Heart Journal Supplements* 18 (Suppl. G, 2016): G3–G10.

Figueredo, Vincent M. "The Time Has Come for Physicians to Take Notice:

The Impact of Psychosocial Stressors on the Heart," *American Journal of Medicine* 122, no. 8 (2009): 704–12.

Fuchs, Thomas. *Mechanization of the Heart: Harvey and Descartes*. Rochester, NY: University of Rochester Press, 2001.

Fye, W. Bruce. "A History of the Origin, Evolution, and Impact of Electrocardiography," *American Journal of Cardiology* 73, no. 13 (1994): 937–49.

———. "Profiles in Cardiology: René Descartes," *Clinical Cardiology* 26, no. 1(2003): 49–51.

Gabisonia K., G. Prosdocimo, G. D. Aquaro, L. Carlucci, L. Zentilin, I. Secco, H. Ali, L. Braga, N. Gorgodze, F. Bernini, S. Burchielli, C. Collesi, L. Zandonà, G. Sinagra, M. Piacenti, S. Zacchigna, R. Bussani, F. A. Recchia, and M. Giacca. "MicroRNA Therapy Stimulates Uncontrolled Cardiac Repair After Myocardial Infarction in Pigs," *Nature* 569, no. 7756 (2019): 418–22.

Garfinkel, Sarah. "It's an Intriguing World That Is Opening Up," *The Psychologist* 32 (January 2019): 38–41.

Global Observatory on Donation and Transplantation. "Total Heart." April 3, 2022. http://www.transplant-observatory.org/data-charts-and-tables/chart/. Go, Alan S., Dariush Mozaffarian, Véronique L. Roger, Emelia J. Benjamin, Jarett D. Berry, William B. Borden, Dawn M. Bravata, Shifan Dai, Earl S. Ford, Caroline S. Fox, Sheila Franco, Heather J. Fullerton, Cathleen Gillespie, Susan M. Hailpern, John A. Heit, Virginia J. Howard, Mark D. Huffman, Brett M. Kissela, Steven J. Kittner, Daniel T. Lackland, Judith H. Lichtman, Lynda D. Lisabeth, David Magid, Gregory M. Marcus, Ariane Marelli, David B. Matchar, Darren K. McGuire, Emile R. Mohler, Claudia S. Moy, Michael E. Mussolino, Graham Nichol, Nina P. Paynter, Pamela J. Schreiner, Paul D. Sorlie, Joel Stein, Tanya N. Turan, Salim S. Virani, Nathan D. Wong, Daniel Woo, and Melanie B. Turner. "Heart Disease and Stroke Statistics—2013 Update: A Report from the American Heart Association," *Circulation* 127, no. 1 (January 2013): e6–e245.

Grossman M., S. E. Raper, K. Kozarsky, E. A. Stein, J. F. Engelhardt, D.

Muller, P. J. Lupien, and J. M. Wilson. "Successful Ex Vivo Gene Therapy Directed to Liver in a Patient with Familial Hypercholesterolaemia," *Nature Genetics* 6, no. 4 (1994): 335–41.

Hajar, Rachel. "Al–Razi: Physician for All Seasons," *Heart Views* 6, no. 1 (2005):39–43.

——. "Coronary Heart Disease: From Mummies to 21st Century," *Heart Views* 18, no. 2 (2017): 68–74.

Harris, C. R. S. The *Heart and Vascular System in Ancient Greek Medicine: From Alcmaeon to Galen.* Oxford: Oxford University Press, 1973.

Haverford College, Intro to Environmental Anthropology Class. "The Gwich'in People: Caribou Protectors." December 2021. https://anthro281.netlify.app.

Heberden, William. "Some Account of a Disorder of the Breast," *Medical Transactions. The Royal College of London* 2 (1772): 59–67.

Hemakom, Apit, Katarzyna Powezka, Valentin Goverdovsky, Usman Jaffer, and Danilo P. Mandic. "Quantifying Team Cooperation Through Intrinsic Multi–Scale Measures: Respiratory and Cardiac Synchronization in Choir Singers and Surgical Teams," *Royal Society Open Access* 4, no. 12 (November 2017): 170853.

Herrick, James B. "Clinical Features of Sudden Obstruction of the Coronary Arteries," *JAMA* 59 (1912): 2015–20.

Higuchi, Akon, Nien–Ju Ku, Yeh–Chia Tseng, Chih–Hsien Pan, Hsing–Fen Li, S. Suresh Kumar, Qing–Dong Ling, Yung Chang, Abdullah A. Alarfaj, Murugan A. Munusamy, Giovanni Benelli, and Kadarkarai Muruga. "Stem Cell Therapies for Myocardial Infarction in Clinical Trials: Bioengineering and Biomaterial Aspects," *Laboratory Investigation* 97 (2017): 1167–79.

Huang, Shixing, Yang Yang, Qi Yang, Qiang Zhao, and Xiaofeng Ye. "Engineered Circulatory Scaffolds for Building Cardiac Tissue," *Journal of Thoracic Disease* 10 (Suppl. 20, 2018): S2312–28.

Iop, Laura, Eleonora Dal Sasso, Roberta Menabò, Fabio Di Lisa, and Gino Gerosa. "The Rapidly Evolving Concept of Whole Heart Engineering," *Stem*

Cells International (2017): 8920940.

James, William. *The Principles of Psychology*. New York: Henry Holt, 1890.

Jayaram, V. "The Meaning and Significance of Heart in Hinduism." 2019. https://www.hinduwebsite.com/hinduism/essays/the-meaning-and-significance-of-heart-in-hinduism.asp.

Kalin, Adi. "Frau Minne hat sich gut gehalten." *NZZ*.November 25, 2009. https://www.nzz.ch/frau_minne_hat_sich_gut_gehalten-ld.930946?reduced=true.

Keller Andreas, Angela Graefen, Markus Ball, Mark Matzas, Valesca Boisguerin, Frank Maixner, Petra Leidinger, Christina Backes, Rabab Khairat, Michael Forster, Björn Stade, Andre Franke, Jens Mayer, Jessica Spangler, Stephen McLaughlin, Minita Shah, Clarence Lee, Timothy T. Harkins, Alexander Sartori, Andres Moreno-Estrada, Brenna Henn, Martin Sikora, Ornella Semino, Jacques Chiaroni, Siiri Roostsi, Natalie M. Myres, Vicente M. Cabrera, Peter A. Underhill, Carlos D. Bustamante, Eduard Egarter Vigl, Marco Samadelli, Giovanna Cipollini, Jan Haas, Hugo Katus, Brian D. O'Connor, Marc R. J. Carlson, Benjamin Meder, Nikolaus Blin, Eckart Meese, Carsten M. Pusch, and Albert Zink. "New Insights Into the Tyrolean Iceman's Origin and Phenotype as Inferred by Whole-Genome Sequencing," *Nature Communications* 3 (February 2012): 698.

King, Edmund. "Arthur Coga's Blood Transfusion (1667)." *Public Domain Review*. April 15, 2014. https://publicdomainreview.org/collection/arthur-coga-s-blood-transfusion-1667.

King, Helen. *Greek and Roman Medicine*. London: Bristol Classical Press, 2001.

Längin, Martha, Tanja Mayr, Bruno Reichart, Sebastian Michel, Stefan Buchholz, Sonja Guethoff, Alexey Dashkevich, Andrea Baehr, Stephanie Egerer, Andreas Bauer, Maks Mihalj, Alessandro Panelli, Lara Issl, Jiawei Ying, Ann Kathrin Fresch, Ines Buttgereit, Maren Mokelke, Julia Radan, Fabian Werner, Isabelle Lutzmann, Stig Steen, Trygve Sjöberg, Audrius Paskevicius, Liao Qiuming, Riccardo Sfriso, Robert Rieben, Maik Dahlhoff,

Barbara Kessler, Elisabeth Kemter, Mayulko Kurome, Valeri Zakhartchenko, Katharina Klett, Rabea Kingel, Christian Kupatt, Almuth Falkenau, Simone Reu, Reinhrad Ellgass, Rudolf Herzog, Uli Binder, Günter Wich, Arne Skerra, David Ayares, Alexander Kind, Uwe Schönmann, Franz–Josef Kaup, Christain Hagl, Eckhard Wolf, Nikolai Klymuk, Paolo Brenner, and Jan–Michael Abicht. "Consistent Success in Life–Supporting Porcine Cardiac Xenotransplantation," *Nature* 564, no. 7736 (2018): 430–33.

Lee, Moo–Sik, Andreas J. Flammer, Lilach O. Lerman, and Amir Lerman. "Personalized Medicine in Cardiovascular Diseases," *Korean Circulation Journal* 42, no. 9 (September 2012): 583–91.

Lillehei, C. W. "The Society Lecture. European Society for Cardiovascular Surgery Meeting, Montpellier, France, September 1992. The Birth of Open–Heart Surgery: Then the Golden Years," *Cardiovascular Surgery* 2, no. 3 (1994): 308–17.

Loukas Marios, Pamela Clarke, R. Shane Tubbs, and Theodoros Kapos. "Raymond de Vieussens," *Anatomical Science International* 82, no. 4 (2007): 233–36.

Ma, Xiaoya, Peiyun Cong, Xianguang Hou, Gregory D. Edgecombe, and Nicholas J. Strausfeld. "An Exceptionally Preserved Arthropod Cardiovascular System from the Early Cambrian," *Nature Communications* 5 (2014): 3560.

Maas A. H. E. M., and Y. E. A. Appelman. "Gender Differences in Coronary Heart Disease," *Netherlands Heart Journal* 18, no. 12 (December 2010): 598–602.

Macrobius, Ambrosius Aurelius Theodosius. *Seven Books of the Saturnalia.* accessed April 2022. https://www.loc.gov/item/2021667911/.

Mafart, Bertrand. "Post–Mortem Ablation of the Heart: A Medieval Funerary Practice. A Case Observed at the Cemetery of Ganagobie Priory in the French Department of Alpes De Haute Provence," *International Journal of Osteoarchaeology* 14, no. 1 (2004): 67–73.

Maffie, James. "Aztec Philosophy." *Internet Encyclopedia of Philosophy*. April

3, 2022. https://iep.utm.edu/aztec-philosophy/.

Maher, Brendan. "Tissue Engineering: How to Build a Heart," *Nature* 499 (2013): 20–22.

McCraty Rollin, Mike Atkinson, Dana Tomasino, and Raymond Trevor Bradley. "The Coherent Heart: Heart–Brain Interactions, Psychophysiological Coherence, and the Emergence of System–Wide Order," *Integral Review* 5, no. 2 (December 2009): 10–115.

McNamara, J. J., M. A. Molot, J. F. Stremple, and R. T. Cutting. "Coronary Artery Disease in Combat Casualties in Vietnam," *JAMA* 216, no. 7 (1971): 1185–87.

Miller, Michael. "Emotional Rescue: The Heart–Brain Connection," *Cerebrum* (May 2019): cer-05-19.

Miller, T. Christian. "A History of the Purple Heart." *NPR*. September 2010. https://www.npr.org/templates/story/story.php?storyId=129711544.

Miner, Jonathan, and Adam Hoffhines. "The Discovery of Aspirin's Antithrombotic Effects," *Texas Heart Journal* 34, no. 2 (2007): 179–86.

Modelli, Manoel E. S., Aurea S. Cherulli, Lenora Gandolfi, and Riccardo Pratesi. "Atherosclerosis in Young Brazilians Suffering Violent Deaths: A Pathological Study," *BMC Research Notes* 4 (2011): 531.

Montinari, Maria Rosa, and Sergio Minelli. "The First 200 Years of Cardiac Auscultation and Future Perspectives," *Journal of Multidisciplinary Healthcare* 12 (2019): 183–89.

Musunuru, Kiran, Alexandra C. Chadwick, Taiji Mizoguchi, Sara P. Garcia, Jamie E. DeNizio, Caroline W. Reiss, Kui Wang, Sowmya Iyer, Chaitali Dutta, Victoria Clendaniel, Michael Amaonye, Aaron Beach, Kathleen Berth, Souvik Biswas, Maurine C. Braun, Huei–Mei Chen, Thomas V. Colace, John D. Ganey, Soumyashree A. Gangopadhyay, Ryan Garrity, Lisa N. Kasiewicz, Jennifer Lavoie, James A. Madsen, Yuri Matsumoto, Anne Marie Mazzola, Yusuf S. Nasrullah, Joseph Nneji, Huilan Ren, Athul Sanjeev, Madeleine Shay, Mary R. Stahley, Steven H. Y. Fan, Ying K. Tam, Nicole M. Gaudelli,

Giuseppe Ciaramella, Leslie E. Stolz, Padma Malyala, Christopher J. Cheng, Kallanthottathil G. Rajeev, Ellen Rohde, Andrew M. Bellinger, and Sekar Kathiresan. "In Vivo CRISPR Base Editing of PCSK9 Durably Lowers Cholesterol in Primates," *Nature* 593, no. 7859 (2021): 429–34.

Nature Editors. "Samuel Siegfried Karl von Basch (1837–1905)," *Nature* 140 (1937): 393–94.

Neferet, Amentet. *Ancient Egyptian Dictionary*. accessed December 2021. https://seshkemet.weebly.com/dictionary.html.

Nunn, John F. *Ancient Egyptian Medicine*. London: British Museum Press, 1996.

Obrastzow, W. P., and N. D. Staschesko. "Zur Kenntnissder Thrombose der Coronararterien des Herzens," *Zeitschrift für klinische Medizin* 71 (1910): 12.

O'Rourke Boyle, Marjorie. "Aquinas's Natural Heart," *Early Science and Medicine* 18, no. 3 (2013): 266–90.

———. *Cultural Anatomies of the Heart in Aristotle, Augustine, Aquinas, Calvin, and Harvey*. London: Palgrave Macmillan, 2018.

Patwardhan, Kishor. "The History of the Discovery of Blood Circulation: Unrecognized Contributions of Ayurveda Masters," *Advances in Physiology Education* 36, no. 2 (2012): 77–82.

Paul. "Door 23: The Heart of a King." *Geological Society of London* (blog). December 23, 2014. https://blog.geolsoc.org.uk/2014/12/23/the-heart-of-a-king/.

Perciaccante A., M. A. Riva, A. Coralli, P. Charlier, and R. Bianucci. "The Death of Balzac (1799–1850) and the Treatment of Heart Failure During the Nineteenth Century," *Journal of Cardiac Failure* 22, no. 11 (2016): 930–33.

Pettinari, Matteo, Emiliano Navarra, Philippe Noirhomme, and Herbert Gutermann. "The State of Robotic Cardiac Surgery in Europe," *Annals of Cardiothoracic Surgery* 6, no. 1 (2017): 1–8.

Prieto, Gabriel, John W. Verano, Nicolas Goepfert, Douglas Kennett, Jeffrey Quilter, Steven LeBlanc, Lars Fehren-Schmitz, Jannine Forst, Mellisa Lund,

Brittany Dement, Elise Dufour, Olivier Tombret, Melina Calmon, Davette Gadison, and Khrystyne Tschinkel. "A Mass Sacrifice of Children and Camelids at the Huanchaquito–Las Llamas Site, Moche Valley, Peru," *PLoS One* 14, no. 3 (2019): e0211691.

Raal, Frederick J., David Kallend, Kausik K. Ray, Traci Turner, Wolfgang Koenig, R. Scott Wright, Peter L. J. Wijngaard, Danielle Curcio, Mark J. Jaros, Lawrence A. Leiter, John J. P. Kastelein, and ORION–9 Investigators. "Inclisiran for the Treatment of Heterozygous Familial Hypercholesterolemia," *New England Journal of Medicine* 382, no. 16 (2020): 1520–30.

Ranhel, André Silva, and Evandro Tinoco Mesquita. "The Middle Ages Contributions to Cardiovascular Medicine," *Brazilian Journal of Cardiovascular Surgery* 31, no. 2 (April 2016): 163–70.

Reveron, Rafael Romero. "Herophilus and Erasistratus, Pioneers of Human Anatomical Dissection," *Vesalius* 20, no. 1 (2014): 55–58.

Roguin, Ariel. "Rene Theophile Hyacinthe Laënnec (1781–1826): The Man Behind the Stethoscope," *Clinical Medicine and Research* 4, no. 3 (2006): 230–35.

Rosengren Annika, Steven Hawken, Stephanie Ounpuu, Karen Sliwa, Mohammad Zubaid, Wael A. Almahmeed, Kathleen Ngu Blackett, Chitr Sitthi–amorn, Hiroshi Sato, Salim Yusuf, and INTERHEART investigators. "Association of Psychosocial Risk Factors with Risk of Acute Myocardial Infarction in 11119 Cases and 13648 Controls from 52 Countries (the INTERHEART study): Case–Control Study," *Lancet* 364, no. 9438 (2004): 953–62.

Roser, Max, Esteban Ortiz–Ospina, and Hannah Ritchie. "Life Expectancy." *Our World in Data.* October 2019. https://ourworldindata.org/life–expectancy.

Sakatani, Kaoru. "Concept of Mind and Brain in Traditional Chinese Medicine," *Data Science Journal* 6 (Suppl., 2007): S220–24.

Sanders, N. K. *The Epic of Gilgamesh.* London: Penguin Books, 1972.

Shaffer Fred, Rollin McCraty, and Christopher L. Zerr. "A Healthy Heart Is Not a Metronome: An Integrative Review of the Heart's Anatomy and Heart Rate Variability," *Frontiers in Psychology* 5 (2014): 1040.

Shah, Mahek, Pradhum Ram, Kevin Bryan U. Lo, Natee Sirinvaravong, Brijesh Patel, Byomesh Tripathi, Shantanu Patil, and Vincent M. Figueredo. "Etiologies, Predictors, and Economic Impact of Readmission Within 1 Month Among Patients with Takotsubo Cardiomyopathy," *Clinical Cardiology* 41, no. 7 (July 2018): 916–23.

Silverman, Mark E. "Andreas Vesalius and de Humani Corporis Fabrica," *Clinical Cardiology* 14 (1991): 276–79.

Slights, William W. E. "The Narrative Heart of the Renaissance," *Renaissance and Reformation* 26, no. 1 (2002): 5–23.

Song, L. Z., G. E. Schwartz, and L. G. Russek. "Heart–Focused Attention and Heart–Brain Synchronization: Energetic and Physiological Mechanisms," *Alternative Therapies in Health and Medicine* 4, no. 5 (September 1998): 44–52, 54–60, 62.

Specktor, Brandon. "Evolution Turned This Fish Into a 'Penis with a Heart.' Here's How." *Live Science.* August 3, 2020. https://www.livescience.com/anglerfish–fusion–sex–immune–system.html.

Sturlason, Snorre. *Heimskringla—The Norse King Sagas.* Redditch, UK: Read Books, 2008.

Swann, Jeremy B., Stephen J. Holland, Malte Petersen, Theodore W. Pietsch, and Thomas Boehm. "The Immunogenetics of Sexual Parasitism," *Science* 369, no. 6511 (2020): 1608–15.

Thayer Julian F., and Richard D. Lane. "Claude Bernard and the Heart–Brain Connection: Further Elaboration of a Model of Neurovisceral Integration," *Neuroscience & Biobehavioral Reviews* 33, no. 2 (2009): 81–88.

Thompson Randall C., Adel H. Allam, Guido P. Lombardi, L. Samuel Wann, M. Linda Sutherland, James D. Sutherland, Muhammad Al–Tohamy Soliman, Bruno Frohlich, David T. Mininberg, Janet M. Monge, Clide M. Vallodolid, Samantha L. Cox, Gomaa Abd el–Maksoud, Ibrahim Badr, Michael I.

Miyamoto, Abd el-Halim Nur el-din, Jagat Narula, Caleb E. Finch, and Gregory S. Thomas. "Atherosclerosis Across 4000 Years of Human History: The Horus Study of Four Ancient Populations," *Lancet* 381, no. 9873 (2013): 1211–22.

Tofield, A. "Hikaru Sato and Takotsubo Cardiomyopathy," *European Heart Journal* 37, no. 37 (October 2016): 2812.

Toro, Ross. *Leading Causes of Death in the US: 1900–Present* (Infographic). July 1, 2012. https://www.livescience.com/21213-leading-causes-of-death-in-the-u-s-since-1900-infographic.html.

U.S. Department of Health and Human Services. "Heart Disease and African Americans." January 31, 2022. https://minorityhealth.hhs.gov/omh/browse.aspx?lvl=4&lvlid=19.

Veith, Ilza. *Huang Ti Nei Ching Su Wen: The Yellow Emporer's Classic of Internal Medicine*. Baltimore, MD: Williams & Wilkins, 1949.

Vickhoff, Björn, Helge Malmgren, Rickard Aström, Gunnar Nyberg, SethReino Ekström, Mathias Engwall, Johan Snygg, Michael Nilsson, and Rebecka Jörnsten. "Music Structure Determines Heart Rate Variability of Singers," *Fronties in Psychology* 4 (July 2013): 334.

Vinken, Pierre. "How the Heart Was Held in Medieval Art," *Lancet* 358, no. 9299 (2001): 2155–57.

Vogenberg, F. Randy, Carol Isaacson Barash, and Michael Pursel. "Personalized Medicine: Part 1: Evolution and Development Into Theranostics," *Pharmacy and Therapeutics* 35, no. 10 (2010): 565–67.

Wasfy, Meagan M., Adolph M. Hutter, and Rory B. Weiner. "Sudden Cardiac Death in Athletes," *Methodist Debakey Cardiovascular Journal* 12, no. 2(2016): 76–80.

Webb, Heather. *The Medieval Heart*. New Haven, CT: Yale University Press, 2010.

West, John B. "Marcello Malpighi and the Discovery of the Pulmonary Capillaries and Alveoli," *American Journal of Physiology, Lung Cellular and*

Molecular Physiology 304, no. 6 (2013): L383–90.

World Health Organization. "Cardiovascular Diseases." June 2021. https:// www.who.int/news–room/fact–sheets/detail/cardiovascular–diseases–(cvds).

———. "Hypertension." August 25, 2021. https://www.who.int/news–room/fact- sheets/detail/hypertension.

———. "The Top 10 Causes of Death." December 2020. https://www.who.int/ news–room/fact–sheets/detail/the–top–10–causes–of–death.

Yu, Jiangfan, Ben Wang, Xingzhou Du, Qianqian Wang, and Li Zhang. "Ultra– Extensible Ribbon–Like Magnetic Microswarm," *Nature Communications* 9, no. 1 (2018): 3260.

Zysk, Kenneth G. *Religious Medicine: History and Evolution of Indian Medicine.* London: Transaction, 1993.

延伸阅读

书目

Acierno, Louis J. "Physical Examination." In *The History of Cardiology*, 447–492. London: Parthenon, 1994.

Amidon, Stephen, and Thomas Amidon. *The Sublime Engine: A Biography of the Human Heart*. New York: Rodale, 2011.

Boyadjian, N. *The Heart: Its History, Its Symbolism, Its Iconography and Its Diseases*. Antwerp: Esco, 1985.

Celsus, A. Cornelius. *On Medicine, Volume I: Books 1–4*. trans. W. G. Spencer. Cambridge, MA: Harvard University Press, 1935.

Dunn, Rob. *The Man Who Touched His Own Heart: True Tales of Science, Surgery, and Mystery*. New York: Little, Brown, 2015.

Fishman, Alfred P., and Dickinson W. Richards. *Circulation of the Blood: Men and Ideas*. New York: Springer, 1982.

Forrester, James. *The Heart Healers: The Misfits, Mavericks, and Rebels Who Created the Greatest Medical Breakthrough of Our Lives*. New York: St. Martin's Press, 2015.

Harvey, William. *An Anatomical Disquisition on the Motion of the Heart and Blood in Animals*. trans. Robert Willis. London: Dent, 1907.

Homer. *The Iliad*. London: Penguin Classics, 1998.

Høystad, Ole M. *A History of the Heart.* London: Reaktion, 2007

Jauhar, Sandeep. *Heart: A History.* New York: Farrar, Straus, and Giroux, 2018.

Larrington, Carolyne. *The Poetic Edda.* Oxford: Oxford World's Classics, 1936.

Lloyd, G. E. R. *Hippocratic Writings.* London: Penguin, 1978.

McCrae, Donald. *Every Second Counts: The Race to Transplant the First Human Heart.* New York: Putnam, 2006.

Monagan, David. *Journey Into the Heart: A Tale of Pioneering Doctors and Their Race to Transform Cardiovascular Medicine.* New York: Gotham, 2007.

Slights, William W. E. *The Heart in the Age of Shakespeare.* New York: Cambridge University Press, 2008.

Smith, J. V. C., ed. *The Boston Medical and Surgical Journal. Volume XXVII.* Boston: D. Clapp Jr., 1843.

Smith, Michael E. *The Aztecs.* Malden, MA: Blackwell, 2003.

Warraich, Haider. *State of the Heart: Exploring the History, Science, and Future of Cardiac Disease.* New York: St. Martin's Press, 2019.

文章

Aird, W. C. "Discovery of the Cardiovascular System: From Galen to William Harvey," *Journal of Thrombosis Haemostasis* 9 (2011): 118–29.

Al Ghatrif, Majd, and Joseph Lindsay. "A Brief Review: History to Understand Fundamentals of Electrocardiography," *Journal of Community Hospital Internal Medicine Perspectives* 2, no. 1 (2012): 14383.

Benjamin, Emelia J., et al. "Heart Disease and Stroke Statistics—2018 Update: A Report from the American Heart Association," *Circulation* 137 (2018): e67–e492.

Besser, Michael. "Galen and the Origins of Experimental Neurosurgery," *Austin Journal of Surgery* 1, no. 2 (2014): 1009.

Boon, Brigitte. "Leonardo da Vinci on Atherosclerosis and the Function of the Sinuses of Valsalva," *Netherlands Heart Journal* 17, no. 12 (2009): 496–99.

Braunwald, Eugene. "Cardiology: The Past, the Present, and the Future," *JAMA* 42, no. 12 (2003): 2031.

Cooley, Denton A. "Some Thoughts About the Historical Events That Led to the First Clinical Implantation of a Total Artificial Heart," *Texas Heart Institute Journal* 40 (2013): 117–19.

Eknoyan, Garabed. "Emergence of the Concept of Cardiovascular Disease," *Advances in Chronic Kidney Disease* 11, no. 3 (2004): 304–9.

Forssmann–Falck, Renate. "Werner Forssmann: A Pioneer of Cardiology," *American Journal of Cardiology* 79 (1997): 651–60.

French, R. K. "The Thorax in History. 1. From Ancient Times to Aristotle," *Thorax* 33 (1978): 10–18.

French, R. K. "The Thorax in History. 2. Hellenistic Experiment and Human Dissection," *Thorax* 33 (1978): 153–66.

Fye, W. Bruce. "Lauder Brunton and Amyl Nitrite: A Victorian Vasodilator," *Circulation* 74 (1986): 222–29.

Ghosh, Sanjib K. "Human Cadaveric Dissection: A Historical Account fromAncient Greece to the Modern Era," *Anatomy & Cell Biology* 48, no. 3(2015): 153–69.

Gilbert, N. C. "History of the Treatment of Coronary Heart Disease," *JAMA* 148, no. 16 (1952): 1372–76.

Hajar, Rachel. "The Pulse in Ancient Medicine—Part 1," *Heart Views* 19 (2018):36–43.

Heron, Melonie. "Deaths: Leading Causes for 2017," *National Vital Statistics Reports* 68, no. 6 (2019): 1–76.

Herrick, James. "An Intimate Account of My Early Experience with Coronary Thrombosis," *American Heart Journal* 27 (1944): 1–18.

Lonie, I. M. "The Paradoxical Text 'on the Heart,' Part 1," *Medical History* 17(2012): 1–15.

Madjid, Mohammad, Payam Safavi–Naeini, and Robert Loder. "High Prevalence of Cholesterol–Rich Atherosclerotic Lesions in Ancient Mummies: A Near–

Infrared Spectroscopy Study," *American Heart Journal* 216 (2019):113–16.

Miller, Leslie W., and Joseph G. Rogers. "Evolution of Left Ventricular Assist Device Therapy for Advanced Heart Failure," *JAMA Cardiology* 3, no. 7(2018): 650–58.

Muller, James E. "Diagnosis of Myocardial Infarction: Historical Notes from the Soviet Union and the United States," *American Journal of Cardiology* 40 (1977): 269–71.

Murphy, Sherry L., Jiaquan Xu, and Kenneth D. Kochanek. "Deaths: Final Data for 2010," *National Vital Statistics Reports* 61, no. 4 (2013).

Meyers, Jonathan. "Exercise and Cardiovascular Health," *Circulation* 107, no. 1 (2003): e2–5.

Park, Katherine. "The Life of the Corpse: Division and Dissection in Late Medieval Europe," *Journal of the History of Medicine and Allied Sciences* 50, no. 1 (1995): 111–32.

Pasipoularides, Ares. "Galen, Father of Systematic Medicine. An Essay on the Evolution of Modern Medicine and Cardiology," *International Journal of Cardiology* 172 (2014): 47–58.

Reynolds, Edward H., and James V. Kinnier Wilson. "Neurology and Psychiatry in Babylon," *Brain* 137, no. 9 (2014): 2611–19.

Saba, Magdi M., Hector O. Ventura, Mohamed Saleh, and Mandeep R. Mehra. "Ancient Egyptian Medicine and the Concept of Heart Failure," *Journal of Cardiac Failure* 12 (2006): 416–21.

Schultz, Stanley G. "William Harvey and the Circulation of the Blood: The Birth of a Scientific Revolution and Modern Physiology," *Physiology* 17, no. 5 (2002): 175–80.

Shoja, Mohammadali M., Paul S. Agutter, Marios Loukas, Brion Benninger, Ghaffar Shokouhi, Husain Namdar, Kamyar Ghabili, Majid Khalili, and R. Shane Tubbs. "Leonardo da Vinci's Studies of the Heart," *International Journal of Cardiology* 167, no. 4 (2013): 1126–33.

Sterpetti, Antonio V. "Cardiovascular Research by Leonardo da Vinci,"

Circulation Research 2124 (2019):189–91.

Thiene, Gaetano, and Jeffrey E. Saffitz. "Response by Thiene and Saffitz to Letter Regarding Article, 'Autopsy as a Source of Discovery in Cardiovascular Medicine: Then and Now,'" *Circulation* 139, no. 4 (2019): 568–69.

Thomas, Gregory S., et al. "Why Did Ancient People Have Atherosclerosis? From Autopsies to Computed Tomography to Potential Causes," *Global Heart* 9, no. 2 (2014): 229–37.

Uddin, Lucina Q., Jason S. Nomi, Benjamin Hébert–Seropian, Jimmy Ghaziri, and Olivier Boucher. "Structure and Function of the Human Insula," *Journal of Clinical Neurophysiology* 34, no. 4 (2017): 300–306.

Vinaya, P. N., and J. S. R. A. Prasad. "The Concept of Blood Circulation in Ancient India W.S.R. to the Heart as a Pumping Organ," *International Ayurvedic Medical Journal* 2, no. 15 (2015): 244–49.

Willerson James T., and Rebecca Teaff. "Egyptian Contributions to Cardiovascular Medicine," *Texas Heart Institute Journal* 23 (1996): 191–200.

网络资料

Dharmananda, Subhuti. "The Significance of Traditional Pulse Diagnosis in the Modern Practice of Chinese Medicine." *Institute for Traditional Medicine.* August 2000. http://www.itmonline.org/arts/pulse.htm.

Elliott, Martin, and Valerie Shrimplin. "Affairs of the Heart: An Exploration of the Symbolism of the Heart in Art." *Gresham College.* February 14, 2017. https://www.gresham.ac.uk/lectures–and–events/affairs–of–the–heart–an–exploration–of–the–symbolism–of–the–heart–in–art.

Institute for Traditional Medicine. "The Heart: Views from the Past." accessed April 3, 2022. http://www.itmonline.org/5organs/heart.htm.

Love, Shayla. "Can You Feel Your Heartbeat? The Answer Says a Lot About You. *Vice.* February 3, 2020. https://www.vice.com/en/article/akw3xb/

connection-between-heartbeat-anxiety.

Rosch, Paul J. "Why the Heart Is Much More Than a Pump." *HeartMath Library Archives.* 2015. https://www.heartmath.org/research/research-library/ relevant/heart-much-pump/.

Wikipedia, The Free Encyclopedia. "Chandogya Upanishad." last edited May 16, 2020. https://en.wikipedia.org/w/index.php?title=Chandogya _ Upanishad&oldid=956991823.